REVOLUÇÃO ANTIOXIDANTE

Arnaldo A. Ditlef
FEV/98

Outros livros publicados pela Record

A CAFEÍNA E SUA SAÚDE — Dr. Darcy Robert Lima
COLESTEROL BOM, COLESTEROL MAU — Eli Roth e Sandra Streicher
MEDICINA PREVENTIVA — Isadore Rosenfeld
OUVINDO O PROZAC — Peter D. Kramer
A SAÚDE DO SEU CORAÇÃO — Thomas J. Moore
SINTOMAS — Isadore Rosenfeld

DR. KENNETH H.
COOPER

REVOLUÇÃO ANTIOXIDANTE

Tradução de
Dr. Ricardo Mattos

EDITORA RECORD
RIO DE JANEIRO • SÃO PAULO

CIP-Brasil. Catalogação-na-fonte
Sindicato Nacional dos Editores de Livros, RJ.

Cooper, Kenneth H.
C788r Revolução antioxidante / Kenneth H. Cooper ; tradução Dr. Ricardo Mattos. — Rio de Janeiro : Record, 1995.

Tradução de: Dr. Kenneth H. Cooper's antioxidant revolution
Inclui bibliografia e apêndices

1. Radicais livres (Química). 2. Antioxidantes — Patofisiologia. I. Título.

CDD — 612.01575
95-1410 CDU — 612.015.6

Título original norte-americano
DR. KENNETH H. COOPER'S ANTIOXIDANT REVOLUTION

Impresso no Brasil

ISBN 85-01-04267-6

PEDIDOS PELO REEMBOLSO POSTAL
Caixa Postal 23.052 — Rio de Janeiro, RJ — 20922-970

Para meu pai, Dr. William Hardy Cooper,
que praticou odontologia por
50 anos e sempre recomendou uma boa alimentação
suplementada com vitaminas.

Sumário

Agradecimentos

Para a elaboração precisa e oportuna deste livro, foram necessárias a contribuição e a cooperação de um verdadeiro exército de pessoas. Apesar da impossibilidade de enumerar todos os colaboradores, alguns deles merecem um reconhecimento especial.

William Proctor, meu colaborador literário, trabalha fielmente comigo há mais de 10 anos no preparo de meus livros. O trabalho de Bill na organização dos assuntos, pesquisa e preparo dos manuscritos é ímpar, e os seus esforços foram novamente muito apreciados.

Herbert M. Katz, meu amigo, agente e conselheiro editorial, vem me ajudando há mais de 25 anos no preparo de todos os meus 12 livros. Sem o seu auxílio, duvido que *Revolução Antioxidante* ou qualquer outro de meus livros tivesse sido publicado. Nancy Katz, a esposa de Herb e co-agente, também trabalhou incansavelmente para dar ao manuscrito precisão científica e facilidade na leitura.

Vários membros da minha equipe no Centro Aeróbico Cooper, em Dallas, também fizeram contribuições importantes. Kathryn Miller, uma de nossas nutricionistas na Clínica Cooper, ficou encarregada de fornecer sugestões para uma dieta antioxidante e técnicas para o preparo dos alimentos. Junto com duas internas competentes, Carolyn Murray e Sally Blocker, ela realizou a maior parte das pesquisas necessárias para o capítulo sobre nutrição. Meu assistente técnico, Joe Head, realizou uma extensa pesquisa na literatura médica, obtendo e organizando cópias de artigos publicados.

Harriet Guthrie, minha assistente administrativa, coordenou e compilou os documentos de pesquisa. Além disso, como no preparo de todos os meus livros, ela ajudou na organização de minhas responsabilidades administrativas e com os pacientes, proporcionando-me tempo para trabalhar no manuscrito. Barbara Bartolmeo é minha transcrevedora há muitos anos, e sou-lhe grato pelo trabalho adicional para finalizar este manuscrito. Todos os membros da minha equipe foram soberbos na sua disposição para cooperar, indo muito além de suas obrigações cotidianas para que este projeto se encerrasse em tempo hábil.

Para orientação e assistência técnica, busquei novamente o auxílio de meu amigo, colega e conselheiro, Dr. Scott Grundy, chefe do Departamento de Nutrição Humana da Faculdade de Medicina da Universidade do Texas, em Dallas. O Dr. Grundy sempre foi generoso com o seu tempo e erudito nos seus comentários, o que contribuiu muito para a precisão científica de meus livros incluindo este. Neste projeto, ele foi auxiliado pelo Dr. Ishwarlal Jialal, uma das maiores autoridades do mundo em matéria de radicais livres e antioxidantes. O Dr. John Duncan, Diretor de Fisiologia dos Exercícios no Instituto Cooper de Pesquisa Aeróbica, forneceu muitos conselhos técnicos e supervisionou pessoalmente todos os estudos de radicais livres e antioxidantes feitos pelo nosso grupo de pesquisa.

Finalmente, eu seria negligente se não agradecesse à minha esposa maravilhosa, Millie, à nossa filha, Berkley, e ao nosso filho, Tyler, por serem compreensivos quando o trabalho interferiu em muitas das atividades familiares. Durante os últimos 25 anos, à medida que se acostumaram com a minha ética de trabalho, raramente ouvi uma queixa, o que me deixa muito feliz. Sei que os membros de minha família se consideram parte de um time que está tentando redefinir os hábitos alimentares da nação. Com esta atitude, existe uma grande motivação para a família Cooper persistir nestes projetos, que, embora exaustivos, são de grande importância.

Muito, muito obrigado a todos aqueles que ajudaram a trazer ao conhecimento do público em geral informações tão excitantes.

Prefácio

Atualmente, é difícil folhear um periódico médico, ler uma revista, abrir um jornal, ou mesmo assistir a um comercial na televisão sem encontrar referências aos "antioxidantes" ou "radicais livres". Embora este assunto ainda esteja envolvido em mistério e confusão para muitas pessoas, a compreensão do problema se transforma literalmente em uma questão de vida ou morte. Os "radicais livres" — ou moléculas instáveis de oxigênio, também conhecidas como "a espécie de oxigênio reativo" — estão agora implicados em mais de 50 problemas médicos, incluindo vários tipos de câncer, cardiopatia, envelhecimento precoce, cataratas, e até mesmo a AIDS. O relacionamento com uma variedade tão grande de doenças sugere que os radicais livres não representam fenômenos periféricos e isolados, sendo na realidade os protagonistas da maioria dos problemas de saúde no ser humano.

Apesar da necessidade de ser produzida uma certa quantidade de radicais livres para a saúde e o funcionamento adequado do corpo humano, a produção excessiva pode ser nociva ou até mesmo perigosa. Embora a possível relação entre os danos causados pelos radicais livres e as várias doenças seja postulada há muitos anos, só recentemente as pesquisas e a disponibilidade de tecnologia científica moderna permitiram conclusões mais definidas. Aprendemos que uma variedade de fatores, como a luz ultravioleta, a poluição do ar, os cigarros e até mesmo os exercícios exaustivos (do tipo "ultra") podem produzir muitos radicais livres em nosso corpo.

Aqueles que leram meus livros anteriores sabem que eu sempre enfatizei a importância dos exercícios aeróbicos como base de qualquer programa de medicina preventiva e bem-estar. Esta recomendação básica não se modificou. De fato, à medida que as pesquisas se ampliaram, ficou claro que a prescrição de exercícios apropriados se complica — especialmente quando se considera a exposição a "gatilhos" de radicais livres como o treinamento exagerado. Sobre este assunto, iremos discutir dois tópicos importantes: (1) o valor surpreendente da atividade física de baixa intensidade na produção de benefícios sobre a saúde e a longevidade, e (2) a necessidade de um tratamento com vitaminas antioxidantes para combater os efeitos potencialmente nocivos do excesso de radicais livres causado pelo excesso de atividade física.

Talvez o tópico mais interessante, e certamente o mais controverso neste livro, seja a noção de que exercícios em demasia — também denominados exercícios "extenuantes" — possam na realidade aumentar o risco de problemas médicos. Sem dúvida, grande parte destas informações é especulativa e se baseia em dados esporádicos. Além disso, não estou desencorajando a atividade física no indivíduo apto, que está atento aos sinais do seu organismo. Porém, recomendo fortemente o uso regular de antioxidantes, independentemente do grau de atividade física. É bem verdade que os dados científicos não afirmam categoricamente que os ultra-exercícios aumentem de forma definida o risco de câncer, cardiopatia e outros problemas degenerativos. Mas existem evidências concretas indicando que os antioxidantes podem prevenir ou retardar o surgimento de muitas doenças, como o câncer e as cardiopatias.

Antes de iniciar qualquer programa de exercícios ou de melhoria da saúde, é necessário obter autorização de um médico competente. Procure se assegurar de que o seu médico saiba exatamente a dose dos antioxidantes que você está tomando, para que ele possa detectar qualquer efeito colateral ou interação com outros medicamentos. Se você mantiver o seu médico informado e seguir atentamente as recomendações deste livro, irá constatar que, além de seguro, o programa é bastante benéfico para a sua saúde e longevidade.

Por mais de 35 anos me especializei em trazer novos conceitos médicos para a atenção do público em geral e em fornecer programas específicos que conferissem um valor prático aos conceitos. Este livro é mais uma etapa na tentativa de alcançar o meu objetivo maior de uma medicina preventiva para um grande número de pessoas.

Finalmente, com o seu ingresso na aventura da *Revolução Antioxidante*, desejo-lhe boa sorte — e quero lembrar-lhe que "o caminho para a aptidão é uma jornada, e não uma simples chegada". Por isso, após dar início ao programa, não espere que algum dia "chegue lá" ou finalmente "consiga". Em vez disso, decida-se a permanecer nesse caminho para a saúde pelo resto de sua vida.

PARTE UM

O Inimigo Interno: Será que os Radicais Livres Estão Destruindo a sua Saúde?

1

A Revolução Antioxidante

Este caso me perturbou profundamente.

Werner Tersago já tinha mais de 40 anos, há mais de dez comparecia em meu consultório para exames de rotina, e sempre me dera a impressão de ser um de meus pacientes mais saudáveis e bem dispostos. No teste de resistência, ele normalmente estava classificado na categoria "superior". De fato, o seu desempenho neste exame era tão bom quanto o de excelentes atletas 20 anos mais jovens, um resultado que refletia o seu treinamento para maratonas e os quase 80 quilômetros que ele corria regularmente por semana. Seis meses antes de sua última visita, ele foi o vencedor, na categoria de veteranos, de uma maratona internacional com o tempo invejável de 2h30m.

Os exames de sangue de Werner, incluindo os níveis de colesterol, estavam normais — provavelmente como resultado de sua dieta disciplinada rica em fibras e com pouca gordura. Sua pressão arterial também se encontrava dentro dos limites normais. A única concessão que ele fazia para os seus 49 anos era uma leve queda de cabelos. No geral, Werner estava em excelente forma física.

Então aconteceu — uma série de dores de cabeça que culminaram um ano mais tarde em cefaléia intensa com perda do equilíbrio enquanto ele esquiava. A dor persistiu, levando-o a marcar alguns exames clínicos para descobrir o que havia de errado. Os exames diagnósticos revelaram um tumor cerebral, que de início parecia inoperável. Mais tarde, foi realizada uma cirurgia, e, em seguida, quimioterapia, com sucesso temporário. Nove meses mais tarde, foram realizadas mais duas operações, que causaram paralisia parcial. Werner parou de correr, mas reaprendeu a caminhar e continuou com os seus exercícios até algumas semanas antes de morrer.

Pelo exposto, Werner não apresentava nenhum dos fatores de risco geralmente associados a um tumor cerebral maligno. Sua alimentação era exemplar, e não havia uma história de tumores cerebrais em membros de sua família.

Obviamente, a ausência de fatores de risco não exclui a possibilidade de se adquirir uma doença grave. Mesmo assim, alguma coisa me perturbava no caso de Werner, alguma coisa que eu não conseguia entender. Ele parecia obcecado com o seu hábito de correr, apesar de considerá-lo como uma válvula de segurança para controlar o estresse em sua vida. Depois que Werner morreu, passei a me preocupar ainda mais com o seu caso, e questionava se o seu programa de exercícios excessivo teria de alguma forma contribuído para a sua morte.

Enquanto pensava na situação de Werner, um outro caso me veio à mente. Em 1988, meu amigo Sy Mah morrera de câncer aos 60 anos de idade. Naquela ocasião, ele detinha o recorde mundial de participação em maratonas — ele havia completado 524 corridas! E eu pensei: estaria essa morte precoce de alguma forma relacionada ao excesso de corridas? Ou estaria ligada a alguma outra causa, como uma história familiar de câncer?

Várias tragédias semelhantes, envolvendo maratonistas e ultramaratonistas com diagnóstico de câncer em idades aparentemente precoces, também chamaram a minha atenção. Continuei a indagar se havia uma correlação entre o excesso de corridas e o câncer. E se isto fosse verdadeiro, haveria algo a ser feito para se contrapor ao perigo?

As respostas para estas perguntas estão surgindo na experiência de pessoas como Ruth Heidrich, uma corredora competitiva altamente condicionada que parecia gozar de uma excelente saúde até apresentar câncer de mama. Ela precisou submeter-se a uma mastectomia radical, pois o câncer havia se disseminado pela sua mama e possivelmente para os seus ossos e o pulmão esquerdo.

Normalmente, esses eventos devastadores em uma mulher saudável de 47 anos causariam depressão acentuada e uma sensação de futilidade e desespero. Mas se você conhecesse Ruth, compreenderia por que ela não reagiu desta maneira. Mesmo sabendo que lhe restavam menos de dois anos de vida, ela decidiu que isto ocorreria no auge de sua energia e aptidão. Ela aumentou o número de quilômetros percorridos e acrescentou natação e ciclismo ao seu programa em preparo para o Triatlo (Ironman) Havaiano. O mais importante, contudo, foi que ela se tornou vegetariana, embora já houvesse substituído sua alimentação por uma dieta com pouca gordura, peixes e aves. A nova dieta vegetariana colocava ênfase no brócolis, cenoura, arroz integral e outros alimentos que lhe forneceriam doses maciças de antioxidantes como a vitamina C, vitamina E e betacaroteno.

Oito anos mais tarde, Ruth havia completado seis Triatlos Ironman, mais de quarenta maratonas, e competia quase toda semana em corridas de meia distância. Atualmente, doze anos após a cirurgia, ela ainda se encontra com boa saúde, realizando exercícios e competindo em eventos esportivos, totalmente livre do câncer.

A experiência de Ruth suscita duas perguntas:

1. Seria o câncer uma conseqüência do seu programa de exercícios inicial muito exigente e da ingestão de alimentos de origem animal?
2. Houve influência das modificações alimentares e do aumento dos antioxidantes na regressão do crescimento do câncer?

À medida que você ler este livro, descobrirá que a resposta para estas duas perguntas, baseada em sólidas evidências científicas, é um ressonante "sim". Além disso, um número crescente de médicos atualizados com os últimos avanços estão se posicionando junto a pacientes como Ruth na defesa dos antioxidantes, seja através do uso de suplementos ou de uma dieta restrita, para o combate ao câncer. E não apenas isto: estes médicos, entre os quais me incluo, estão aumentando a sua ingestão de antioxidantes.

Todavia, o surgimento precoce do câncer em pessoas bem condicionadas e saudáveis sob outros aspectos é apenas uma de minhas preocupações. Um de meus amigos, por exemplo, participa regularmente em corridas de 160 quilômetros. Contudo, foi obrigado a suspender os exercícios devido ao diagnóstico de coronariopatia obstrutiva grave em três vasos.

E o que dizer de meu amigo Jim Fixx, autor de *O Guia Completo de*

Corridas, um livro bastante popular, escrito em 1977. Em meu livro *Correndo Sem Medo*, explorei detalhadamente esta história, mas concluí que existem mais fatos do que eu supunha de início.

Fixx morreu aos 52 anos de idade após terminar uma corrida de 6,5 quilômetros em Vermont. A autópsia revelou que suas artérias coronárias, os vasos responsáveis pelo suprimento sangüíneo do coração, encontravam-se quase completamente obstruídas. Havia também indícios nítidos de tecido cicatricial devido a dois infartos prévios. Nos 17 anos que antecederam a sua morte, Fixx havia corrido 60.000 quilômetros, incluindo 20 maratonas, e continuava correndo 100 quilômetros por semana até o dia em que morreu.

Obviamente, seria possível se afirmar que Fixx e outros atletas treinados, com maior idade, teriam sucumbido à sua doença muitos anos antes se não estivessem em corridas do tipo maratona e ultramaratona. Em outras palavras, como o raciocínio indica, os exercícios pesados podem ter-lhes conferido alguma proteção contra uma morte ainda mais precoce. Porém, cada vez mais, passei a acreditar que *talvez houvesse uma ligação entre o excesso de exercícios e a doença.*

Minha própria experiência confirma esta conclusão. Após ter corrido várias maratonas, percebi que durante as semanas finais de treinamento eu com freqüência apresentava algum tipo de doença viral, como um resfriado ou uma gripe. Isto fazia com que justamente no momento em que precisava me concentrar mais intensamente no treinamento, eu era forçado a observar alguns dias de inatividade.

Quando fui atingido por crises de mal-estar, imaginei que estivesse sendo vítima do "tempo frio" ou do "vírus da gripe". Mas nesta ocasião descobri um estudo realizado junto com a maratona de Los Angeles em 1987. Um questionário enviado após a corrida para todos os participantes revelou que 40% dos corredores apresentaram pelo menos um resfriado nos dois meses que antecederam a maratona. Mais impressionante ainda, 13% dos 2.300 maratonistas pegaram resfriados na semana seguinte à corrida (*Runners World*, março 1990).

Estes relatos me trouxeram outras indagações: Seria o exercício intenso capaz de enfraquecer o sistema imunológico? Na hipótese afirmativa, por que isso ocorreria?

Começava a surgir um complexo mistério na medicina. Uma análise superficial do prontuário do meu paciente e de arquivos de pesquisa de outros médicos mostrava que o único elo entre estes casos eram os programas intensivos de exercícios. Em todos os casos, as pessoas acometidas estavam praticando o que às vezes é chamado de exercício "exaustivo". Entre outras coisas, elas estavam se submetendo à fadiga física crônica e às lesões freqüentes que surgem após o treinamento excessivo.

Por fim, havia observações interessantes no outro lado da moeda relacionando os exercícios à doença. Uma série de estudos realizados no Instituto Cooper de Pesquisa em Aeróbica mostrou que os exercícios moderados podem ser tão eficazes quanto o treinamento intensivo na redução de óbitos por todas as causas e no prolongamento da vida.

Então, passei a suspeitar que o excesso de exercícios poderia não apenas ser desnecessário, mas também prejudicial a ponto de me levar a alterar minhas recomendações e filosofia de treinamento físico. Devido aos meus esforços para promover a aceitação dos exercícios regulares como um pré-requisito para a boa saúde, tornava-se necessário resolver estas questões fundamentais.

A primeira grande revolução na aptidão física, na qual recebi amplo reconhecimento, sem dúvida salvou milhões de vidas. Isto se deveu à apresentação dos exercícios aeróbicos para o público em geral através do meu primeiro livro *Ginástica Aeróbica*, escrito em 1968. A partir de então, as estatísticas são irrefutáveis. Nas duas últimas décadas, os índices de mortalidade devido a coronariopatia e derrames declinaram 50 e 57%, respectivamente, nos Estados Unidos. Atualmente, como resultado dos exercícios regulares, melhor alimentação e diminuição no consumo de cigarros e medicamentos, as mortes causadas por cardiopatia e vasculopatia cerebral continuam diminuindo. (Consulte a Declaração Conjunta do Instituto Nacional do Coração, Pulmão e Sangue e do Colégio Americano de Medicina Preventiva, 1994).

Estes achados definiram a importante influência do condicionamento físico em qualquer programa para a manutenção da saúde. Todavia, surgiu um paradoxo. Torna-se necessário questionar a afirmativa de que se algo é bom, *mais* seja ainda melhor. Uma crença prevalente, que deve agora ser questionada, é de que quanto maior a capacidade de processamento de oxigênio pelos pulmões e coração, melhor a saúde do indivíduo. Em outras palavras, seria possível estar em boa condição física, mas com a saúde debilitada?

Estes questionamentos se transformaram em convicções à medida que as pesquisas mostravam claramente que nem todo oxigênio é de boa qualidade. De fato, sabemos agora que numerosos fatores ambientais e hábitos de saúde aparentemente benéficos, como os exercícios vigorosos, podem prejudicar nossa saúde através da liberação no organismo de moléculas instáveis de oxigênio conhecidas como "radicais livres".

O Inimigo Interno

Você não consegue vê-los. Nem senti-los. Eles deixam apenas vestígios fugazes de sua presença. Mas não se engane: Seu coração, seus pulmões, seus vasos sangüíneos, todos os seus órgãos e tecidos estão sob ataque constante de uma grande variedade de renegados biológicos. Mesmo enquanto você segura este livro em suas mãos, nenhuma parte de seu organismo se encontra protegida dos ataques destruidores destes bandidos moleculares, conhecidos como "radicais livres".

O bombardeio sofrido pelo seu corpo diariamente pode ser devastador. De fato, muitos especialistas acreditam que os radicais livres representam a pior ameaça para a nossa saúde pública à medida que nos aproximamos do admirável mundo novo do século XXI. As últimas pesquisas demonstram claramente que estes inimigos letais para sua saúde e sua vida possuem íntimas relações com os seguintes problemas:

- *Cardiopatias e Vasculopatias.* Parece que os radicais livres são os verdadeiros culpados pela deterioração da LDL* (conhecida como o colesterol "ruim", pois está associada à formação de placas nas artérias). Enquanto a LDL não se deteriora ou "se modifica", aparentemente não é nociva. A deterioração da LDL, portanto, pode ser o elo crítico entre o aumento do colesterol no sangue e a formação de placas de colesterol que obstruem os vasos, a aterosclerose. A aterosclerose é a principal causa de endurecimento das artérias e ataques cardíacos. Os radicais livres também podem estar associados a baixos níveis de colesterol HDL (o colesterol "bom",

***Low-density lipoprotein*, em inglês. (*N. do T.*)

que aumenta a proteção contra a doença cardiovascular. Consulte o Capítulo 6 para uma discussão mais abrangente acerca dos diferentes tipos de colesterol).

- *Câncer.* Os radicais livres estão implicados em cânceres do pulmão, cérvix, pele, estômago, próstata, cólon e esôfago.
- *Cataratas.* Turvação ou perda da transparência do cristalino podem ser conseqüências dos radicais livres.
- *Envelhecimento.* A destruição e o enfraquecimento da pele e a deterioração orgânica, associados ao processo de envelhecimento, são agravados pelos radicais livres. Grande parte da lesão ocorre quando os radicais atacam as suas moléculas de DNA e os "genes que determinam a longevidade" (GDL).

A menção de outras doenças que as pesquisas médicas associaram à atuação insidiosa dos radicais livres no seu organismo se assemelharia ao índice de uma enciclopédia de medicina. Entre elas estão mais de 50 doenças como acidentes vasculares cerebrais, asma, pancreatite (inflamação do pâncreas), inflamações intestinais, como diverticulite, colite ulcerativa, úlcera péptica, insuficiência cardíaca congestiva crônica, doença de Parkinson, anemia falciforme, artrite reumatóide, hemorragia cerebral e hipertensão arterial.

Qualquer que seja o problema médico, você pode crer que de algum modo, sorrateiro e disfarçado, os radicais livres constituem um fator para o surgimento ou piora da condição. Donde se conclui que eles aumentam bastante o seu risco de morte prematura. Com a chegada do final deste século, os radicais livres despontam como uma nova e perigosa ameaça para a sua saúde e bem-estar.

Nos últimos anos, surgiram evidências crescentes acerca dos benefícios de uma atividade aeróbica regular e moderada, dietas com pouca gordura e ricas em fibras, e programas para a redução do estresse. Agora, chegou o momento de acrescentar uma segunda ofensiva importante — uma nova revolução, se você preferir — ao seu programa de aptidão e saúde pessoal. Mas antes de construir uma defesa sólida, você precisa conhecer o seu inimigo.

O Que São Exatamente os Radicais Livres? E Como Eles Atuam?

Para saber o que são os radicais livres e como eles atuam é necessário um vôo da imaginação. Assim, façamos uma curta viagem do mundo que vemos para o mundo invisível submicroscópico, onde nossa saúde é influenciada pelas interações de átomos e elétrons.

Imagine que pudéssemos encolher uma câmera de TV até o tamanho de uma molécula e a colocássemos no interior do corpo talvez a bordo de um pequeno submarino capaz de explorar o seu organismo através dos diversos líquidos internos que sustêm a vida. De certa forma, estaríamos revendo a *Viagem Fantástica*, porém com um propósito diferente nesta história, ou seja: identificar e observar a atividade dos radicais livres.

À medida que a câmera se movimentasse dentro do seu corpo em níveis subcelulares, logo você perceberia um processo semelhante a fogos de artifício biológicos. Veria moléculas instáveis de oxigênio voando para todos os lados e chocando-se com outras partículas e tecidos. Estudos bioquímicos demonstraram que o impacto dessas partículas produz, de fato, lampejos de luz. O movimento e o aspecto dessas moléculas são voláteis e imprevisíveis em contraste com as outras moléculas, pois em suas órbitas externas elas possuem um ou mais elétrons ímpares. Esta deficiência em suas estruturas faz com que elas busquem outras moléculas para se combinar. De certa forma, elas se assemelham a um poderoso ímã interno que precisa se agarrar a alguma coisa para obter estabilidade.

Os cientistas chamaram estas moléculas instáveis de oxigênio de "radicais livres". Outras moléculas, conhecidas como "espécies de oxigênio livre", têm comportamento muito semelhante ao dos radicais livres, porém a sua formação é um pouco diferente. Por enquanto, estes dois canhões moleculares receberão o nome de "radicais livres".

Tenha em mente que existem moléculas instáveis e estáveis de oxigênio percorrendo o seu organismo. O oxigênio estável é absolutamente essencial para manter a vida. Também deve ser mencionado que algumas moléculas instáveis de oxigênio (radicais livres) são benéficas, pois permitem o combate à inflamação, destroem bactérias e controlam o tônus dos "músculos lisos", que regulam o funcionamento dos órgãos internos e vasos sangüíneos.

A chave para uma atuação eficaz e segura dos radicais livres no seu corpo é o equilíbrio; o problema, porém, é que os mecanismos delicadamente ajustados com freqüência se atrapalham. Para corrigir a situação, o seu corpo produz radicais livres que atuam como lixeiros, conhecidos como "antioxidantes endógenos", os quais engolem os radicais livres em excesso, impedindo que eles prejudiquem o organismo.

Alguns antioxidantes ingeridos através da dieta ajudam a fortalecer nossas defesas contra o excesso de radicais livres. Os antioxidantes externos (ou "exógenos") mais importantes são a vitamina C, a vitamina E e o betacaroteno.

Infelizmente, nem sempre os sistemas de proteção interno e externo são adequados. O problema é que podem ser produzidos muitos radicais livres por fatores como poluição do ar, fumaça de cigarros, luz ultravioleta do sol, pesticidas e outros contaminantes nos alimentos, e até mesmo exercícios em excesso. Para onde nos viramos, surgem substâncias e situações que ameaçam afogar o nosso corpo em radicais livres.

Quando o seu organismo é sobrepujado pelo excesso de radicais livres, aquelas moléculas instáveis de oxigênio se transformam, de aliados, em predadores moleculares. Elas passam a atacar com sucesso partes saudáveis e partes doentes do organismo. Como conseqüência, surgem doenças do coração, vários tipos de câncer, e muitas outras doenças.

Este assunto será analisado mais detalhadamente em outros capítulos, mas apresentaremos aqui um breve resumo de como os radicais livres são capazes de espoliar diferentes partes do seu organismo e a sua saúde.

Coronariopatia

Esta condição, que é a principal causa dos infartos, ocorre quando existe aterosclerose nas artérias coronárias vitais, responsáveis pelo suprimento de sangue e nutrientes para o músculo cardíaco. O excesso de colesterol "ruim" (colesterol LDL) é o principal culpado pela formação de aterosclerose nas artérias coronárias. Todavia, acreditamos agora que os radicais livres sejam a chave para o desenvolvimento da aterosclerose com o colesterol pegajoso.

Aparentemente, a aderência do colesterol ocorre após uma partícula de LDL se oxidar na parede de um vaso sangüíneo quando exposta aos radicais livres. Os leucócitos (macrófagos) nas paredes da artéria tentam remover as partículas danificadas de LDL "engolfando-as". Entretanto, após ingerir a LDL, as células não conseguem se livrar da porção colesterol da LDL. Elas ficam ingurgitadas com colesterol e incham, um processo que leva ao espessamento das artérias coronárias.

Portanto, não é o colesterol LDL que bloqueia a artéria. A lesão é causada pela LDL oxidada, engolfada pelo glóbulo branco.

Os radicais oxidantes são ativados por vários fatores, como a fumaça do cigarro, poluição do ar e excesso de exercícios. No início, a LDL pode ser capaz de conter o ataque dos radicais através de um arsenal de antioxidantes a seu dispor, como a vitamina E e a vitamina C, que intensifica o efeito da E. Na realidade, os antioxidantes se sacrificam pela LDL. Mas em pouco tempo, se houver muitos radicais engajados na batalha, os antioxidantes da LDL se esgotam. A LDL fica sem defesas.

Em seguida, os radicais infligem ferimentos mortíferos em numerosas partículas de colesterol LDL, fazendo com que elas sejam consumidas pelos leucócitos, ou macrófagos. As células inchadas resultantes, chamadas células de espuma, ficam encravadas na parede arterial a cada vez que o processo ocorre. O acúmulo de células de espuma produz a placa, que, por sua vez, causa o estreitamento das artérias e, por fim, produz a doença cardiovascular e o infarto.

Muitos ataques cardíacos ocorrem no auge da vida em pessoas sem nenhuma elevação do colesterol total ou do colesterol LDL "ruim". Nestes casos, conclui-se habitualmente que o problema cardíaco esteja relacionado ao estresse. De fato, constatou-se que o estresse pode induzir a irregularidades catastróficas do ritmo cardíaco que se não forem rapidamente tratadas podem evoluir para a parada cardíaca e a morte.

Uma das principais causas de estresse que se pode sentir é a depressão. Bernard Lown, médico, diretor da Fundação Lown de Pesquisa Cardiovascular, descreveu assim o problema da depressão:

> O isolamento social, a alienação de outras pessoas, a aflição, estar em uma situação estressante e sem solução no trabalho, perda do emprego, a falta

de educação e a pobreza, representam fatores de risco importantes para a doença cardiovascular. Por outro lado, as pessoas que participam em trabalhos sociais, como afiliações religiosas ou atividades comunitárias, ou que possuem um extenso círculo familiar, apresentam menos doenças coronarianas.

É bem sabido que o estresse aumenta a produção de radicais livres, e a presença destes bandidos moleculares em meio à depressão e outras dificuldades emocionais talvez explique a ocorrência de um ataque cardíaco no indivíduo sem sintomas cardíacos e sem qualquer fator de risco coronariano, como o tabagismo, colesterol elevado, pressão alta ou obesidade.

Câncer

No caso dos cânceres, os radicais livres atuam de um modo diferente. Eles ainda são desencadeados por fatores ambientais, como a fumaça do cigarro, poluição, radiação ultravioleta e, possivelmente, em resposta ao estresse e aos exercícios em excesso. No câncer, porém, os radicais atingem o interior das células e danificam o núcleo, que contém o DNA, o código genético da célula.

Em conseqüência disso, o crescimento da célula fica descontrolado, e o resultado final são as lesões e os tumores malignos. Ao atingir uma célula, os radicais dão início a uma reação em cadeia de outros radicais, que disparam para as células adjacentes, multiplicando a possibilidade dos danos. A melhor linha de defesa é preservar e construir escudos antioxidantes em seu organismo — uma defesa que se baseia em um novo conceito de exercícios, dieta e programas complementares explicados neste livro.

A Membrana Combate

Alguns radicais livres produzem grande parte de suas lesões em diversas membranas e tecidos que revestem o seu organismo. Por exemplo, eles podem danificar o cristalino dos olhos e causar cataratas, ou podem atacar a pele e promover o envelhecimento prematuro. Homens e mulheres já me relataram que alguns meses após o início de um programa antioxidante, como o descrito neste livro, perceberam uma pele mais suave e elástica, além do desaparecimento de áreas ressecadas e com rachaduras nos cotovelos e outras partes do corpo.

Enquanto você visualiza a sua tela de TV imaginária e assiste à destruição causada por esses bandidos biológicos, o primeiro pensamento que vem à mente é: *Meu corpo não está dando conta do recado. Meus escudos protetores não estão funcionando adequadamente. O que posso fazer para me proteger?*

A resposta : Junte-se à Revolução Antioxidante.

Juntando-se à Revolução

Conforme já mencionei, a Revolução Antioxidante é na realidade a segunda importante transformação na saúde pessoal promovida por mim. De certa forma, esta revolução é uma conseqüência da primeira, que se baseava nos exercícios aeróbicos, dieta com pouca gordura e outras abordagens sem medicamentos para a boa saúde. Contudo, a Revolução Antioxidante também assinala uma mudança em meu pensamento acerca dos exercícios e da aptidão física.

A primeira revolução começou há mais de 20 anos, quando fundei a Clínica Cooper e o Instituto Cooper para Pesquisa em Aeróbica, em Dallas. Naquela ocasião, muitos membros da medicina ortodoxa questionaram os meus motivos. Eles acreditavam que era estranho e pouco profissional promover os exercícios e o evangelho da medicina preventiva.

Porém, desde que iniciei os meus trabalhos, ocorreu uma enorme modificação nos cuidados com a saúde. Cada vez mais, médicos e pacientes perceberam que a medicina e a cirurgia não eram capazes de isoladamente superar as piores doenças. Finalmente, aceitaram o fato de que alterações no estilo de vida, como exercícios aeróbicos regulares e uma dieta rica em fibras e com pouca gordura, são fundamentais para uma boa saúde e vida longa. Além disso, é mais econômico e mais eficaz manter uma boa saúde do que recuperá-la, uma vez perdida.

Tornou-se evidente que a primeira revolução foi ganha. Mas o que dizer da segunda?

A Revolução Antioxidante irá nos conduzir um passo adiante de meu primeiro livro, *Exercícios Aeróbicos* (Aerobics), e meu *best-seller* em 1988-1989, *Como Controlar o Colesterol*. Para formular os nossos programas neste livro, contei com a participação de vários consultores e especialistas de renome internacional e também do diretor do Centro de Nutrição Humana do Centro de Ciências da Saúde da Universidade do Texas, em Dallas, o Dr. Scott M. Grundy, M.D., Ph.D. Além disso, o Instituto Cooper de Pesquisas em Aeróbica e a Faculdade de Saúde Pública de Harvard, onde estudei, participaram nas pesquisas acerca das relações entre os radicais livres, os antioxidantes e as doenças.

O Instituto Cooper também patrocinou um projeto especial de pesquisa acerca dos radicais livres, que foi coordenado por Ishwarlal Jialal, M.D., diretor do departamento de Bioquímica da Faculdade de Medicina da Universidade do Texas, em Dallas. Entre outras coisas, este estudo analisou a quantidade de radicais livres produzidos durante os exercícios em indivíduos com e sem treinamento e como os antioxidantes compensaram os danos.

Como resultado destes estudos, a Revolução Antioxidante irá lhe fornecer várias perspectivas novas e programas para auxiliá-lo a se proteger contra a ameaça dos radicais livres. Você ficará surpreso ao saber que:

- A quantidade de vitaminas antioxidantes que você deve ingerir, independentemente de sua idade, sexo ou grau de atividade, é superior àquela divulgada em diversas publicações populares.
- Todos os homens adultos necessitam de uma quantidade maior de alguns suplementos antioxidantes que as mulheres adultas.
- Homens e mulheres com mais de 50 anos necessitam de uma quantidade maior de alguns antioxidantes do que homens e mulheres mais jovens.
- Rapazes e moças que praticam exercícios vigorosos necessitam de mais antioxidantes que adultos com menor grau de atividade.
- Algumas pessoas — e você pode ser uma delas — devem evitar por completo alguns antioxidantes, por causa dos efeitos colaterais adversos.

- É necessário limitar a quantidade de alguns exercícios, mas aumentar a de outros tipos para reforçar a sua proteção interna contra as doenças. Para ajudá-lo neste ponto, incluí um sistema de contagem de pontos para a aptidão física, baseado em novas descobertas acerca da produção dos radicais livres durante os exercícios. Você também saberá em que nível de exercícios vigorosos é necessário consumir suplementos antioxidantes adicionais para prevenir as lesões no seu organismo.
- É possível reduzir o cansaço e a fadiga após atividade física intensa com o emprego de alguns princípios cientificamente comprovados e pouco conhecidos acerca dos antioxidantes.
- Regras simples para o preparo de alimentos, baseadas nas últimas pesquisas em nutrição, podem reduzir bastante a perda de antioxidantes na alimentação — uma perda que ocorre com o cozimento normal e durante a alimentação.
- É muito importante controlar o ambiente em que você vive para reduzir ao mínimo as forças capazes de liberar radicais livres em seu corpo.

Chegou o momento de você iniciar a sua própria Revolução Antioxidante. Nosso primeiro objetivo será explorar por completo o modo como esses minúsculos degenerados moleculares, os radicais livres e assemelhados, surgiram no cenário científico e como eles atuam nas diferentes partes do seu corpo.

2

Desmascarando a Ameaça dos Radicais Livres: As Últimas Novidades da Medicina

A preocupação com a influência dos radicais livres e os antioxidantes sobre a sua saúde é um fenômeno relativamente recente. Até o início deste século, ninguém sabia da existência dos radicais livres, nem que eles atuavam de maneira independente. Na realidade, a nossa compreensão científica acerca da conexão radical livre/antioxidante surgiu apenas nas últimas três ou quatro décadas.

Cada vez mais, este novo conhecimento está sendo utilizado por médicos em clínicas e consultórios, porém grande parte do que está mencionado na literatura científica ainda não chegou ao alcance do paciente comum. Assim, para que você possa discutir aspectos importantes com o seu médico, e fazer perguntas incisivas, é fundamental que esteja atento aos eventos que ocorrem nas fronteiras da medicina. Somente com estas informações é possível compreender a extensão do que os radicais livres podem *lhe* causar e o que os antioxidantes podem fazer *por você*.

Identifiquei cinco importantes descobertas neste campo turbulento de pesquisa científica.

1. Como desvendar a natureza real dos radicais livres;
2. O lado negativo do oxigênio;
3. Como resgatar as defesas naturais do corpo contra os radicais livres;

4. A identificação da lesão celular gerada pelos radicais livres como uma possível causa do câncer, com algumas soluções antioxidantes; e
5. A associação entre a oxidação e a aterosclerose.

Deixe-me apresentá-lo a cada uma destas descobertas e aos cientistas que tiveram importante participação nesta tarefa. (Para uma explicação científica mais detalhada acerca dos fundamentos do meu programa Revolução Antioxidante, consulte o Apêndice 2.)

Descoberta 1: Como Desmascarar os Radicais Livres

Os químicos no século XIX utilizaram o termo "radical livre" para se referir a um grupo de átomos que formavam uma molécula. Naquela época, os cientistas não acreditavam que os radicais livres pudessem existir de forma independente, ou em estado livre.

No século XX, as coisas se modificaram bastante com os trabalhos do expatriado russo Moses Gomberg. Ele preparou o primeiro radical livre orgânico independente, a trifenilmetila, em uma solução amarelada no seu laboratório na Universidade de Michigan, em 1900. Ao realizar esta experiência, ele obteve o radical livre a partir do trifenilmetano, um hidrocarboneto que serve de base para diversos corantes.

O professor Gomberg nasceu em Blisavetgrado, na Rússia, em 1866, e emigrou com sua família para os Estados Unidos aos 18 anos de idade. As atividades anticzaristas de seu pai transformaram a sua família em *persona non grata*, e eles tiveram que fugir com pouco mais do que as roupas do corpo. Em uma história clássica de sucesso na América, Gomberg superou a sua pobreza e o desconhecimento do inglês, chegando a receber o título de doutor na Universidade de Michigan em 1894. O passado político radical de sua família repercutiu no seu enfoque sobre os renegados moleculares no laboratório, e Gomberg veio a se tornar o chefe do departamento de química de Michigan em 1927, permanecendo neste posto até a sua aposentadoria em 1936.

Como resultado dos estudos de Gomberg e de outros cientistas durante a primeira parte do século XX, a expressão "radical livre" passou a significar uma molécula relativamente instável, com um ou mais elétrons sem par. A movimentação destes elétrons na órbita da molécula cria um tipo de efeito magnético, fazendo com que o radical livre se combine com moléculas próximas.

Muitos radicais livres são tão instáveis, que existem apenas por alguns momentos ou microssegundos. Durante sua curta existência, os radicais atuam como catalisadores, ou pontes, para desencadear reações químicas ou modificações em outras moléculas. A qualidade veloz e altamente interativa de vários radicais livres foi identificada nas experiências de Friedrich Adolf Paneth, um químico austríaco, que colaborou com W. Hofeditz, um pesquisador alemão. Em 1929, eles descobriram a curta e poderosa existência de radicais livres metila e posteriormente os etila.

A vida de Paneth também foi uma metáfora de seu trabalho no laboratório. Aparentemente, ele possuía tantos problemas políticos quanto Gomberg e poderia ser considerado como um radical em sua sociedade. Com o crescimento do movimento nazista na Europa central antes da Segunda Guerra Mundial, ele partiu para a Inglaterra, onde se tornou professor de química na Universidade de Durham. Mais tarde, retornou para a Alemanha Ocidental como diretor do Instituto Max Planck, em Mainz, e realizou estudos importantes acerca de gases raros e a composição da atmosfera.

Descoberta 2: O Lado Negro do Oxigênio

O poder destruidor dos radicais livres sobre os organismos vivos, incluindo o corpo humano, só foi reconhecido em 1954. Ironicamente, quem recebeu a culpa foi o principal sustentador da vida na Terra, o oxigênio. Durante a década de 40 e no início da década de 50, os cientistas catalogaram em suas experiências uma série de lesões misteriosas causadas nos tecidos biológicos. Peixes, ratos e outros animais apresentavam lesões tissulares, diminuição do crescimento e outras lesões quando expostos a concentrações elevadas de oxigênio. Em seres humanos, a respiração de oxigênio puro durante um período curto de até seis horas causava mal-estar torácico, tosse e dor de garganta — e períodos de exposição mais prolongados eram capazes de destruir células das vias respiratórias nos pulmões.

Além disso, um tipo de cegueira conhecido como fibroplasia retrolental ocorria em crianças e recém-nascidos prematuros. A doença, que envolvia a formação de tecido fibroso por detrás do cristalino dos olhos, se disseminou durante a década de 40, e os médicos ficaram cada vez mais intrigados. Por fim, em 1954, investigadores científicos descobriram que a causa do problema eram as incubadoras, onde se colocavam os recém-nascidos prematuros em uma atmosfera com quantidades de oxigênio bem maiores do que os 21% contidos no ar normal. Dois destes investigadores, os cientistas americanos Rebecca Gershman e Daniel L. Gilbert, associaram o surgimento da fibroplasia retrolental em recém-nascidos prematuros aos radicais livres de oxigênio. De fato, eles concluíram que a maioria das lesões causadas nos tecidos vivos era conseqüência dos radicais de oxigênio.

Até mesmo Joseph Priestly, o químico e clérigo inglês que descobriu o oxigênio em 1774, suspeitou que o gás, tão importante para a vida, também pudesse possuir algum efeito nocivo. Ele, contudo, não possuía treinamento científico e foi prejudicado pelo fato da química experimental estar pouco desenvolvida naquela época. As suspeitas de Priestly permaneceram no reino da especulação até a metade do século XX, quando Gershman, Gilbert e outros pesquisadores começaram a desvendar os perigos reais para a saúde humana de algumas formas degeneradas de oxigênio.

Após a descoberta de 1954, foram identificadas quatro formas de oxigênio extremamente destrutivas. Duas delas — o radical hidroxila e o radical superóxido — são radicais livres verdadeiros que possuem um elétron sem par na órbita molecular. Dois outros tipos degenerados da molécula de oxigênio, conhecidos como "oxigênio sem radical reativo", também são capazes de produzir danos importantes ao organismo. Estes tipos de oxigênio, chamados de oxigênio isolado e peróxido de hidrogênio, juntamente com os dois radicais livres, representam os principais inimigos que combateremos com os diversos programas práticos descritos neste livro.

Descoberta 3: A Descoberta das Defesas do Organismo contra os Radicais Livres

Outro momento importante na pesquisa acerca dos antioxidantes e dos radicais livres foi atingido em 1968, quando os químicos americanos J. M. McCord e I. Fridovich descobriram uma enzima antioxidante natural no corpo humano, a superóxido dismutase (comumente chamada "SOD"). Uma crença popular atualmente é que a maioria dos antioxidantes penetra no organismo através da dieta ou de suplementos alimentares na forma de vitaminas E, C e betacaroteno. A descoberta de 1968, porém, determinou que o organismo também possui uma importante "força policial" na forma de antioxidantes "endógenos", produzidos internamente.

McCord e Fridovich determinaram que a finalidade principal da SOD é remover o radical livre superóxido destrutivo — um dos quatro principais renegados moleculares mencionados anteriormente. Logo em seguida, eles criaram um conceito fundamental conhecido como a "teoria superóxido da toxicidade do oxigênio". Esta teoria afirma que o radical superóxido é uma importante causa da lesão gerada pelo oxigênio instável no organismo, e que a SOD é a principal defesa do organismo.

Logo em seguida à formulação desta teoria, veio a implicação de outros radicais livres do oxigênio na tendência do corpo de se deteriorar ao longo do tempo e ser acometido por várias doenças. Fridovich, o descobridor da SOD, também foi o primeiro cientista a demonstrar que o radical livre mais poderoso e destrutivo conhecido pela ciência, o radical hidroxila do oxigênio, podia ser formado em um sistema biológico como o corpo humano. Cada vez mais, as evidências indicavam uma associação entre os radicais livres como o radical hidroxila e o câncer.

Descoberta 4: A Identificação da Lesão Celular Gerada pelos Radicais Livres como uma Causa do Câncer e os Antioxidantes como a Solução

Durante a década de 70, cientistas como Lester Packer, um bioquímico da Universidade da Califórnia, em Berkeley, passaram a considerar os radicais livres como uma importante ameaça à saúde humana. Na mesma ocasião, Packer mencionou em uma entrevista no *The New York Times Magazine* que "nós precisamos dos radicais livres para viver", por vários motivos.

Packer e outros pesquisadores constataram que os radicais livres beneficiam o organismo ao atuarem com o sistema imune para combater as doenças, destruindo bactérias estranhas e outros invasores que penetram no corpo. Eles também ajudam a controlar a contração da musculatura lisa nos vasos sangüíneos e contribuem para o controle do fluxo sangüíneo através da influência sobre o tônus do tecido que reveste os vasos sangüíneos.

Os radicais livres são liberados durante o metabolismo normal do seu corpo, à medida que o alimento é transformado em energia para as células. Os sistemas de defesa do seu corpo, incluindo as enzimas antioxidantes SOD, a catalase e a GSH, existem para manter o equilíbrio da produção dos radicais livres. O problema surge quando são gerados muitos radicais livres para a sua força policial antioxidante interna. Quando isto ocorre, os radicais se transformam em renegados.

"O radical hidroxila possui uma característica muito destruidora", afirmou o professor Packer ao se referir à molécula degenerada de oxigênio, considerada como o radical mais reativo conhecido na química.

Este radical, bem como várias outras moléculas instáveis de oxigênio, está associado a muitas doenças graves, incluindo o câncer. O mecanismo primário através do qual os radicais causam o câncer é um ataque contra o núcleo das células, causando lesão do DNA, o que pode levar a mutações da célula.

Packer afirmou em 1991 que "as pesquisas indicam que variedades reativas de oxigênio estão envolvidas no processo de desencadeamento e perpetuação do câncer. O aumento da incidência do câncer com o avanço da idade pode se dever, pelo menos em parte, a um nível crescente de reações com radicais livres, que ocorre com o envelhecimento, juntamente com uma diminuição da capacidade do sistema imune para eliminar as células alteradas."

Em 1994, o *Journal of the American Medical Association* publicou um trabalho onde se procurava determinar se o envelhecimento da população e o hábito de fumar eram inteiramente responsáveis pelo aumento dos índices de mortalidade por câncer e incidência do câncer em indivíduos brancos no período entre 1973 e 1987. Foi constatado que, embora o cigarro seja a causa isolada conhecida mais importante do câncer e outras doenças crônicas na atualidade, cerca de 70% dos cânceres *não estão* geralmente associados ao tabagismo. (JAMA, Vol.271, No.6, 19/02/1994.) Entre os outros fatores que provavelmente contribuem para o aumento da incidência do câncer, um importante candidato parece ser a excessiva exposição a radicais livres causada pela poluição do meio ambiente.

Parece existir também uma associação entre a lesão causada pelos radicais livres e o estresse. Eventos estressantes na vida, especialmente os problemas relacionados com o trabalho, podem aumentar em muito o risco de câncer do cólon e do reto, de acordo com um estudo publicado em julho de 1993 na revista *Epidemiology*. Os pesquisadores estudaram mais de mil suecos, enfocando eventos vitais importantes durante um período de 10 anos, comparando histórias clínicas e questionários. Eles constataram que os problemas sérios no trabalho faziam com que o risco de um indivíduo apresentar câncer colo-retal aumentasse cinco vezes, e que o desemprego por mais de seis meses duplicava o risco de câncer. Além disso, os indivíduos que fizeram mudanças com distâncias superiores a 200 quilômetros apresentavam um risco de câncer três vezes maior. O divórcio ou a morte do cônjuge aumentava o risco de câncer em 50%. Os motivos exatos para a relação aparente entre o estresse e o câncer são desconhecidos, porém a resposta pode ser o aumento da produção de radicais livres em conseqüência do estresse.

Felizmente, possuímos escudos protetores na forma de antioxidantes, incluindo os suplementos de vitaminas. A este respeito, Packer recomendou: "A partir da cultura de células e da pesquisa em animais, parece que a vitamina E e outros antioxidantes alteram a incidência e o crescimento do câncer através de sua atividade como anticancerígenos, eliminando os radicais livres ou reagindo com os seus produtos." Ele enfatizou que os estudos epidemiológicos em seres humanos, apesar de limitados, sugerem que "a vitamina E e outros antioxidantes podem diminuir a incidência do câncer".

O professor Lester Packer, juntamente com uma plêiade de outros especialistas científicos, ajudou a construir uma fortaleza indiscutível de achados científicos, que esclarecem a conexão entre os radicais livres e o câncer — e o poder dos antioxidantes para combater esta ameaça.

Entre outras coisas, estes pesquisadores descobriram uma associação entre o câncer do pulmão e níveis baixos de betacaroteno. De acordo com Regina G. Ziegler, do Instituto Nacional do Câncer, a ingestão deficiente de frutas e vegetais, especialmente aqueles com pigmentação amarelo-avermelhada ou alaranjada, como cenouras, está associada a um aumento do risco de câncer do pulmão.

"Além disso, os níveis baixos de betacaroteno no soro ou no plasma estão associados ao surgimento subseqüente de câncer do pulmão", afirmou Ziegler. "A explicação mais simples é que o betacaroteno tenha um efeito protetor."

Um estudo feito em 1994 pelo Instituto Nacional do Câncer e pelo Instituto Nacional de Saúde Pública da Finlândia não conseguiu demonstrar nenhuma redução na incidência do câncer do pulmão entre homens fumantes de longa data após cinco a oito anos de suplementação alimentar com vitamina E ou betacaroteno. Este estudo, porém, publicado em abril de 1994 no *The New England Journal of Medicine,* mencionou 34% a menos de cânceres de próstata entre homens que tomavam vitamina E; 16% a menos de cânceres no cólon e no reto entre aqueles que tomavam vitamina E; e 5% a menos de óbitos causados por cardiopatia isquêmica em fumantes que tomavam vitamina E.

Outros pesquisadores também encontraram uma conexão entre níveis baixos de betacaroteno e vitamina E e diversos tipos de câncer. George Comstock e associados, do departamento de epidemiologia da Faculdade de Higiene e Saúde Pública Johns Hopkins, colheram amostras de sangue de quase 26.000 pessoas, a maioria mulheres com idade entre 35 e 64 anos, no município de Washington, Maryland. Eles acompanharam o histórico médico dos participantes no período entre 1974 até 1989 e compararam as amostras de sangue com o número de casos de câncer surgidos.

O estudo estabeleceu uma forte associação entre os níveis elevados de betacaroteno no sangue e a proteção contra o câncer do pulmão. Eles também "sugeriram" associações entre os níveis elevados desta vitamina com uma baixa incidência de melanoma, câncer da bexiga e câncer do reto, de acordo com um artigo publicado em 1991 no *American Journal of Clinical Nutrition.* Da mesma forma, níveis elevados de vitamina E no soro estavam associados a uma proteção contra o câncer do pulmão.

O Estudo da Basiléia, iniciado na Suíça em 1959, e que passou a analisar os antioxidantes no início da década de 70, constatou que os participantes com baixos níveis de betacaroteno no sangue apresentavam um risco significativamente elevado de câncer do pulmão. O risco de outros cânceres também era maior quando os níveis de betacaroteno e retinol estavam baixos. Acerca da vitamina C, Gladys Block, da Divisão de Prevenção e Controle do Câncer, do Instituto Nacional do Câncer, disse em um importante relatório de 1991:

> As evidências de um efeito protetor da vitamina C ou de algum componente nas frutas contra os cânceres do esôfago, laringe, cavidade oral e pâncreas são fortes e uniformes. Para os cânceres do estômago, reto, mama e cérvix também existem fortes evidências... É possível que o ácido ascórbico, os carotenóides e outros fatores existentes nas frutas e nos vegetais atuem conjuntamente. Deve-se encorajar o aumento do consumo de frutas e vegetais em geral.

Continuam a surgir estudos importantes que solidificam ainda mais as conexões entre o câncer, os radicais livres e os antioxidantes. A resposta para este vendaval de apoio científico parece clara: para se conseguirem melhores chances de boa saúde permanente, é necessário um programa antioxidante abrangente e salutar.

Descoberta 5: A Associação entre a Oxidação e a Aterosclerose

No início da década de 80, o Dr. Daniel Steinberg, professor de medicina da Universidade da Califórnia, em San Diego, propôs a teoria de que a oxidação ou a combinação dos radicais livres de oxigênio com outras partículas da LDL na corrente sangüínea e nos tecidos seja a base para a formação da placa e do entupimento dos vasos sangüíneos.

Você irá se lembrar da descrição no Capítulo 1, de que os radicais livres espirram dos leucócitos, ou macrófagos, para atacar a LDL, que por fim se combina com os macrófagos para formar as células de espuma. O processo da oxidação é o responsável pelo apodrecimento dos alimentos que ficam expostos ao oxigênio no ar.

A observação de Steinberg foi uma descoberta importante em uma série de achados científicos que se iniciaram em 1910, quando se encontrou colesterol em placas ateroscleróticas. Mais tarde, em 1952, os cientistas descobriram a existência de lipídios (ou gorduras) oxidados na placa. Posteriormente, em 1961, os pesquisadores descobriram que um tipo especial de leucócito, o macrófago, era um importante componente da placa. Dez anos depois, em 1971, foram identificadas as células de espuma na placa.

Steinberg reuniu estes e outros estudos para criar a sua teoria de que a oxidação do colesterol LDL seja o principal fator na aterosclerose e na doença coronariana. Este posicionamento foi cada vez mais aceito pelos estudiosos no assunto, à medida que os estudos demonstraram mais detalhadamente as associações entre os radicais livres, a aterosclerose e os antioxidantes que podem combater a doença.

Em um seminário coordenado pelo Dr. Steinberg, do Instituto Nacional do Coração, Pulmão e Sangue, em 1991, especialistas de todo o mundo concluíram que deveria ser autorizado um estudo clínico para pesquisar de maneira mais completa a influência dos antioxidantes naturais no combate à aterosclerose.

Ao fazerem as suas recomendações, os participantes ressaltaram a existência de dados acerca do efeito protetor de diversos antioxidantes, como o betacaroteno, que já estavam associados a uma redução significativa nas doenças cardiovasculares na conclusão de um estudo acerca da saúde dos médicos em Harvard. Mas eles esperavam que estudos adicionais "'sintonizassem' melhor a nossa compreensão acerca destes antioxidantes naturais — o betacaroteno, a vitamina E e a vitamina C".

Estas cinco descobertas e os ilustres cientistas que as fizeram constituem apenas o início das bases científicas sobre as quais se apóia a Revolução Antioxidante. A minha "conversão" pessoal para o jeito antioxidante de pensar envolveu uma outra lista internacional de achados, que você conhecerá no capítulo seguinte.

3

Como Planejar suas Defesas Pessoais contra os Renegados Moleculares

Há mais de uma década venho acompanhando atentamente os diversos avanços científicos que identificaram a ameaça dos radicais livres e estabeleceram os antioxidantes como a principal defesa do corpo. Só nos últimos anos, porém, foi que estes estudos alcançaram o que se pode chamar de massa crítica — uma responsabilidade que exige resposta dos líderes da medicina.

Como porta-voz da medicina preventiva nos Estados Unidos e em outros países, que em determinados momentos foi colocado no limbo por defender práticas aparentemente controversas como os exercícios aeróbicos e o controle do colesterol, não hesito em colocar em jogo a minha reputação no que diz respeito à Revolução Antioxidante. Em seguida, apresento uma amostra de estudos e relatórios recentes de todas as partes do mundo que fornecem uma idéia de como adquirir tamanha segurança acerca deste assunto e explicam por que tenho encorajado homens e mulheres que são meus pacientes a tomar atitudes práticas para reforçar suas defesas antioxidantes.

Na China: Uma equipe de pesquisa constituída por cientistas americanos e chineses estudou a influência dos suplementos de vitaminas e sais minerais em cerca de 30.000 homens e mulheres residentes na província de Henan, na região centro-norte da China, onde os índices de mortalidade por câncer estão entre os mais elevados do mundo. Durante um período de cinco anos, os pesquisadores administraram aos participantes chineses doses diárias de (1) combinações variadas de betacaroteno, vitamina E e selênio mineral, ou (2) um placebo ou pílula de mentira.

Os resultados, publicados em 1993 no *The Journal of the National Cancer Institute*, mostraram que os indivíduos que receberam suplementos apresentaram uma diminuição de 13% no índice de mortalidade por câncer e uma queda de 9% no risco de morte por outras causas. Grande parte dos benefícios foi conseguida pelos indivíduos que tomaram uma combinação de betacaroteno, vitamina E e selênio. Este grupo também apresentou uma diminuição de 10% no índice de mortalidade por acidentes vasculares cerebrais.

Este estudo também mostrou que os óbitos devidos a câncer do estômago declinaram em 21%, e os óbitos por câncer do esôfago diminuíram 4% no grupo que estava recebendo suplementos de betacaroteno.

No Canadá: Aparentemente, os suplementos de antioxidantes parecem auxiliar o sistema imune dos seres humanos, diminuindo a produção de substâncias químicas no sangue que suprimem as funções imunes, de acordo com um estudo canadense.

Os pesquisadores no Canadá relataram, no número de novembro de 1992 do periódico médico britânico *Lancet*, os resultados da administração de pequenas doses de vitamina E, betacaroteno e outras vitaminas e sais minerais, durante um período de um ano, em indivíduos idosos. Os indivíduos que receberam antioxidantes apresentaram menos resfriados, gripes e outras doenças infecciosas, em comparação com o grupo-controle que recebeu uma pílula de placebo.

Ademais, os pacientes que receberam vitaminas e apresentaram doenças virais se recuperaram duas vezes mais rápido de suas doenças do que aqueles no grupo-controle que não tomaram vitaminas.

Na Escócia: O Estudo Escocês Acerca da Saúde Cardíaca, que estudou pacientes com 40 a 49 anos de idade de 260 clínicos gerais em toda a Escócia no período de 1989-1991, confirmou a importância de uma dieta rica em antioxidantes como uma defesa contra a aterosclerose.

Homens sem cardiopatia diagnosticada que consumiam maior quantidade de betacaroteno, vitamina C, vitamina E, e ingeriam uma dieta rica em fibras, apresentaram um risco significativamente menor de cardiopatia do que aqueles com uma baixa ingestão destas vitaminas. Embora as mulheres que participaram deste estudo não tenham evidenciado uma proteção similar às de outras pesquisas sobre estas vitaminas, aquelas que ingeriam grandes quantidades de fibras, o que habitualmente está associado a um aumento da ingestão alimentar de antioxidantes, apresentaram um risco menor de cardiopatia.

O pesquisador C. Bolton-Smith e seus colegas concluíram em 1992, no *European Journal of Clinical Nutrition*, que "os resultados sugerem que uma ingestão alimentar rica em vitaminas antioxidantes é capaz de diminuir o risco de cardiopatia, particularmente nos homens, e que as fibras são igualmente cardioprotetoras em ambos os sexos."

Em Bethesda, Maryland: Um seminário do Instituto Nacional do Coração, Pulmão e Sangue avaliou os resultados preliminares do Estudo acerca da Saúde dos Médicos de Harvard, que enfocou os riscos de doença cardiovascular em 333 homens que haviam apresentado angina crônica (dores no peito) ou que foram submetidos a operações para colocação de pontes coronarianas. Estes homens, entretanto, não apresentavam uma história prévia de ataques cardíacos, derrames ou ataques isquêmicos transitórios (uma espécie de "miniderrame").

Os homens no grupo que receberam suplementos de betacaroteno apresentaram uma "redução significativa de 50% no (...) infarto do miocárdio (ataques cardíacos), revascularização (restabelecimento do suprimento sangüíneo para uma parte do corpo, como na operação para colocar uma ponte coronariana), acidente vascular cerebral ou óbito cardíaco", declarou o Dr. Daniel Steinberg em um relatório de 1992.

Em Boston, Massachusetts: De acordo com uma publicação da Faculdade de Medicina de Harvard e da Faculdade de Saúde Pública de Harvard em 1993, o uso de suplementos de vitamina E se associou a uma diminuição do risco de coronariopatia em mulheres de meia-idade.

O Dr. Meir J. Stampfer e seus colegas publicaram no número de 20 de maio de 1993 do *The New England Journal of Medicine* que mais de 87.000 enfermeiras com idades entre 34 a 59 anos, sem diagnóstico de doença cardiovascular ou câncer, foram selecionadas em 1980 para participar do estudo. Após um acompanhamento de oito anos do estado de saúde destas mulheres, os pesquisadores notaram que o risco de doença coronariana entre aquelas que consumiam mais vitamina E em suas dietas era significativamente menor do que entre aquelas que consumiam menos.

As mulheres que apresentaram um risco menor de coronariopatia utilizavam suplementos diários de 100 UI de vitamina E durante um período superior a dois anos. (A vitamina E geralmente é comercializada em "unidades internacionais", ou "UI". Uma unidade internacional equivale aproximadamente a um miligrama de vitamina.)

Em um estudo afim, publicado no mesmo número do *The New England Journal of Medicine*, os pesquisadores também perceberam uma associação entre a ingestão elevada de vitamina E e um risco baixo de coronariopatia em homens. Assim como nas mulheres, os homens no grupo de menor risco utilizavam suplementos diários de 100 UI de vitamina E.

Em Baltimore, Maryland: Uma pesquisa realizada na Faculdade de Medicina de Maryland procurou interpretar as últimas pesquisas acerca dos antioxidantes e as cataratas. Os cientistas concluíram que a presença de radicais de oxigênio no olho podem constituir um fator de risco importante para a formação de cataratas (um turvamento do cristalino). Os radicais e outras formas reativas de oxigênio podem se formar após a exposição dos olhos à luz ultravioleta do sol.

Por outro lado, o coordenador da pesquisa, Shambhu D. Varma, que relatou os seus achados em 1991 para a Sociedade Americana de Nutrição Clínica, também concluiu que a lesão produzida pelos radicais "pode ser atenuada por antioxidantes nutricionais e metabólicos como o ascorbato (vitamina C) e a vitamina E."

Na Finlândia: Um estudo finlandês de 1992 com homens e mulheres de 40 a 83 anos de idade revelou que existe um risco aumentado de cataratas associado a baixos níveis sangüíneos de vitamina E e betacaroteno.

Ao descrever este estudo, o exemplar de agosto de 1993 da *Mayo Clinic Health Letter* assinalou que os cientistas suspeitam que as cataratas surgem, em parte, devido à oxidação de proteínas no cristalino do olho. Acredita-se que a vitamina C, a vitamina E e o betacaroteno sejam capazes de prevenir esta turvação.

Em Nova York: Entre 1979 e 1986, o pesquisador Stanley Fahn, do Instituto de Neurologia de Nova York e do Colégio de Clínicos e Cirurgiões da Universidade de Colúmbia, começou a administrar doses elevadas de vitamina E e vitamina C para pacientes com doença de Parkinson em fase inicial. Especificamente, os pacientes tomaram 3.200 unidades de vitamina E e 3.000 miligramas de vitamina C, diariamente. (A vitamina C é geralmente comercializada em miligramas (mg), e todas as referências neste livro estão em miligramas.) A outro grupo de pacientes não foram administrados antioxidantes.

No final do estudo, verificou-se que houve um retardo no surgimento da doença completa, o que era indicado pela necessidade de tomar o medicamento Levodopa, retardado por 2,5 anos nos pacientes que estavam tomando antioxidantes.

"Os resultados deste estudo-piloto sugerem que a evolução da doença de Parkinson pode ser retardada pela administração destes antioxidantes", concluiu Fahn em um suplemento de 1991 do *American Journal of Clinical Nutrition.* (As pesquisas sobre este assunto ainda estão em andamento, pois estudos subseqüentes não reproduziram estes achados.)

No Departamento de Epidemiologia da Universidade Johns Hopkins, em Maryland: Em uma análise de 1992 acerca da influência dos antioxidantes sobre diversos cânceres, o pesquisador George W. Comstock e dois colegas notaram que os níveis elevados de betacaroteno no sangue estavam associados a uma incidência extremamente baixa de câncer no pulmão.

Em seu relatório, Comstock afirmou: "Os níveis baixos de betacaroteno estavam associados a uma maior probabilidade de aparecimento subseqüente de câncer, porém havia diferenças acentuadas no que diz respeito ao local do câncer."

Na Finlândia: Dezoito pacientes com câncer de pulmão, todos com uma história de tabagismo, receberam antioxidantes além de seus tratamentos regulares. Foram-lhes administrados diariamente, por via oral, suplementos de 10.000 a 20.000 UI de betacaroteno, 2.000 a 5.000mg de vitamina C e 300 a 800 UI de vitamina E.

Os pesquisadores K. Jaakkola e alguns colegas publicaram no *Anticancer Research*, em 1992, que o tratamento antioxidante, em combinação com a quimioterapia e a radioterapia, prolongou o tempo de sobrevida dos pacientes com câncer pulmonar de pequenas células, em contraste com outros pacientes em circunstâncias semelhantes. Da mesma forma, os pacientes que sobreviveram por mais tempo iniciaram os seus tratamentos antioxidantes mais cedo do que aqueles que faleceram. Os pesquisadores notaram que os pacientes que receberam antioxidantes suportavam melhor a quimioterapia e a radioterapia.

No Centro de Pesquisa em Gerontologia, Instituto Nacional do Envelhecimento, Baltimore, Maryland: Pesquisas recentes determinaram que quanto mais curta a vida, maiores as lesões produzidas no corpo pelos radicais livres. Os estudos fizeram uma comparação entre espécies de mamíferos que apresentam índices relativamente elevados de lesão oxidativa, como os camundongos, e animais expostos a um menor dano oxidativo, como os chimpanzés e os seres humanos. Um achado uniforme foi de que quanto mais o organismo está exposto aos radicais livres, menor a duração da vida.

Além disso, o especialista em envelhecimento Richard G. Cutler, do Centro de Pesquisa em Gerontologia, concluiu em 1991, em um suplemento do *American Journal of Clinical Nutrition*, que quanto maior a quantidade de antioxidantes encontrada no corpo, mais longa será a vida do indivíduo. Nos tecidos do corpo, os níveis elevados de antioxidantes, como a vitamina E, os carotenóides (como o betacaroteno) e diversas enzimas internas, como a SOD, estão associados a uma vida mais longa. Constatou-se igualmente que seres humanos longevos apresentam quantidades maiores de vitamina C nos seus tecidos cerebrais.

Restaria saber o que estes estudos significam para mim, um clínico, e para você, o paciente, que pergunta: "O que devo fazer para que esses achados nas pesquisas façam parte da minha vida?"

Da Pesquisa Profissional para os Benefícios Práticos

A mensagem transmitida por tais estudos foi decisiva para aguçar o meu pensamento como médico e porta-voz da saúde pública e para influenciar as minhas próprias práticas de saúde. Alguns profissionais da saúde poderiam dizer: "Evite as vitaminas e os suplementos de sais minerais — você pode obter todos os antioxidantes de que precisa em sua dieta." Eu discordo. Na realidade, eu pessoalmente tomo todos os dias um "coquetel antioxidante" e recomendo que todos os meus pacientes façam o mesmo.

Outros poderiam dizer: "Se você tem saúde e está liberado pelo médico, pratique os exercícios que desejar — eles não lhe farão mal." Outra vez, eu discordo. A menos que você seja um atleta de competições, deveria se concentrar em programas de baixa intensidade como os descritos neste livro. De outra forma, você pode submeter o seu organismo à lesão causada pela produção excessiva de radicais livres.

Estas e outras conclusões, firmemente corroboradas pelos últimos avanços científicos, me levaram a formular o programa da Revolução Antioxidante, que tem o potencial de lhe fornecer os seguintes benefícios para a saúde:

Benefício 1: Maior proteção contra os vários tipos de câncer.
Benefício 2: Defesas reforçadas contra a doença cardiovascular, como a aterosclerose, ataques cardíacos e derrames.
Benefício 3: Preservação da sua visão e prevenção das cataratas.
Benefício 4: Retardo no envelhecimento prematuro.
Benefício 5: Um sistema imune mais poderoso.
Benefício 6: Diminuição do risco de doença de Parkinson precoce e várias outras importantes vantagens para sua saúde.

Um dos exemplos mais interessantes de uma pessoa que reforçou suas defesas antioxidantes sem compreender completamente o mecanismo através dos quais eles atuam é o caso que um colega me apresentou acerca de um senhor, que chamarei de Jeff, de 79 anos, residente na Flórida, que se aposentou há cerca de oito anos.

O Surpreendente Caso de Jeff, o Aposentado da Flórida

Após ter lido os argumentos de defensores de vitaminas na década de 50, Jeff passou a ingerir doses diárias relativamente elevadas de vitamina E e vitamina C. Especificamente, ele tomou suplementos de 800 UI de vitamina E e 1.500mg de vitamina C. Naquela época, a ingestão de suplementos vitamínicos em qualquer quantidade era considerada desnecessária e uma tolice pela maioria dos médicos.

Quando Jeff começou o seu esquema, ele não sabia que os lipídios no seu sangue estavam astronomicamente elevados. Somente em meados da década de 70 — quando ele tinha 65 anos de idade — foi que ele descobriu, através de exames sangüíneos, que os seus triglicerídeos estavam constantemente acima de 1.000mg/dl (o seu valor ideal seria 125 ou menos). Ele também soube que o seu colesterol total era superior a 400mg/dl (um valor que deveria ser de 200 ou menos).

Entretanto, apesar do nível elevado de gordura no sangue, Jeff não manifestava nenhum problema com o seu coração ou vasos sangüíneos até aquele momento. O seu médico, porém, muito acertadamente, prescreveu-lhe um medicamento para reduzir o colesterol, que posteriormente foi substituído por Lopid e depois por Mevacor.

Infelizmente, os medicamentos não ajudaram muito a Jeff. Os seus triglicerídeos permaneceram em níveis bastante elevados, e o seu colesterol não ficava abaixo de 300. Uma outra circunstância lamentável foi o fato de Jeff decidir eliminar os seus suplementos vitamínicos diários no início da década de 80. Entre outras coisas, ele estava sendo pressionado pelos médicos a interromper o programa, pelo fato de ser "inútil" e uma "charlatanice".

Após algum tempo, começaram a surgir problemas. Jeff passou a apresentar claudicação intermitente, ou dor ao caminhar, em conseqüência do entupimento dos vasos em suas pernas, e teve de se submeter a procedimentos cirúrgicos para aumentar o fluxo de sangue. Por aproximadamente cinco anos, Jeff manteve o programa terapêutico prescrito, apesar de ele não funcionar bem, e evitou os suplementos antioxidantes. Durante este período, ele apresentou dois ataques isquêmicos transitórios (AIT), ou "miniderrames", que foram conseqüência de uma interrupção do fluxo sangüíneo para o seu cérebro. É muito provável que os AIT tenham sido conseqüência do entupimento parcial de suas artérias carótidas (no pescoço) com depósitos de gordura.

Finalmente, em 1991, Jeff ouviu falar dos vários benefícios do tratamento antioxidante — especialmente acerca das vantagens da ingestão de vitaminas E e C em quantidades elevadas. Ele descobriu, como já foi discutido, que a vitamina E — cujo efeito é intensificado pela vitamina C — fornece ao nosso organismo um importante sistema de defesa para nos proteger contra a oxidação da LDL e a formação das perigosas "células de espuma". As células de espuma contribuem para a formação de placas em nossos vasos, que evoluem para aterosclerose, ataques cardíacos e derrames.

Assim, Jeff retomou a sua prática de ingestão diária de suplementos antioxidantes. Cerca de um mês antes de eu escrever este capítulo, foi programado um teste de esforço, com injeção de tálio no sangue, para ele avaliar o seu grau de bloqueio vascular. Este exame não revelou bloqueio importante nas suas artérias coronarianas, que suprem sangue para o coração. De fato, o médico de Jeff lhe disse que, ao contrário de todas as expectativas geradas pelos seus níveis elevados de lipídios no sangue, ele possuía um "coração feliz".

Nitidamente, Jeff ainda tinha problemas nos vasos sangüíneos. Os vasos nas suas pernas estavam entupidos com uma placa — apesar de não haver uma evolução nítida da doença nos últimos anos. Do mesmo modo, as artérias carótidas que iam para o seu cérebro — e que causaram problema após a suspensão do seu programa antioxidante por volta de 1980 — ainda causavam preocupação.

Passei então a me questionar se o entupimento que ele apresentara teria sido causado ou precipitado por sua decisão de suspender os antioxidantes em 1980. De qualquer forma, para alguém com níveis incrivelmente elevados de gordura no sangue por tantos anos, Jeff gozava de uma saúde surpreendente e vida ativa. E é possível que grande parte dessa boa sorte fosse ser devida à sua decisão de ingerir doses relativamente elevadas de vitaminas E e C nos anos 50.

Por algum motivo, os seus níveis anormalmente elevados de colesterol LDL não se transformaram em células de espuma, que estariam aderidas às paredes de seus vasos. A melhor explicação parece ser o fato de as vitaminas E e C que ele estava ingerindo terem fornecido uma defesa eficaz durante um bom período de sua vida para combater os ataques dos radicais livres e prevenir a formação de células de espuma e placas.

A lição mais importante que podemos retirar do caso de Jeff é que os antioxidantes podem atuar beneficamente em seu sistema, *mesmo que você não perceba qualquer alteração nos seus níveis de colesterol.* Independentemente dos resultados dos seus exames de sangue, é bem provável que você esteja reduzindo o seu risco de cardiopatia e de outros problemas de saúde. Pare um instante para lembrar os motivos.

Mesmo que o seu colesterol total e o colesterol LDL "ruim" permaneçam em níveis elevados, mesmo que o seu colesterol HDL "bom" não aumente, e mesmo que a proporção entre o colesterol total e o colesterol HDL não diminua, você ainda poderá reduzir o seu risco de aterosclerose combatendo o processo oxidativo no interior do seu corpo.

Além disso, quanto mais forte a sua defesa antioxidante, menor a probabilidade de você apresentar diversos tipos de câncer, cataratas e inúmeras outras doenças — e menor o seu risco de ser vítima do envelhecimento prematuro.

Então, como você pode melhorar o seu sistema de defesa antioxidante e vencer a batalha contra estes renegados moleculares, os radicais livres? Aqui está uma estratégia para utilizar os demais capítulos deste livro na organização de sua Revolução Antioxidante.

Sua Estratégia Antioxidante

À medida que você avançar nos capítulos subseqüentes, perceberá a necessidade de dar quatro passos para combater eficazmente os perigosos radicais livres no seu organismo. Cada um desses passos será descrito em um capítulo específico. Aqui será apresentado um resumo, bem com algumas sugestões para você adaptar as informações contidas nos próximos capítulos à sua estratégia antioxidante.

Passo 1: Aproveite o Poder dos Exercícios de Baixa Intensidade

No Capítulo 4, você conhecerá um conjunto abrangente de programas de exercícios de baixa intensidade que o ajudarão a aumentar a sua resistência, ou capacidade aeróbica, de uma forma segura. Os estudos mencionados nesse capítulo irão demonstrar que o esforço ou o treinamento excessivo podem prejudicar a sua saúde ao produzir um excesso de radicais livres.

Por outro lado, com o aumento gradual de sua resistência através desses programas novos e especialmente planejados para caminhadas rápidas, corridas, natação e ciclismo, você conseguirá reduzir o risco de produzir um excesso de radicais livres no seu corpo durante os exercícios. Além disso, os seus antioxidantes naturais (endógenos) — enzimas como a SOD e a catalase — se tornarão mais potentes. Como resultado, estas defesas naturais o ajudarão a conter os danos produzidos pelos radicais livres.

No Capítulo 5, você iniciará um programa especial de treinamento com exercícios de baixa intensidade, planejado para reduzir ao mínimo a produção de radicais livres prejudiciais. Após conseguir um aumento na sua força muscular, você terá menores chances de ficar contundido ou sofrer lesões quando deparado com esforços físicos inesperados. O cansaço ou a fadiga surgidos após um jogo de tênis muito movimentado ou após o erguimento de uma carga pesada representam sinais de que os radicais livres estão prejudicando-o e podem eventualmente provocar doença cardíaca, câncer ou outras doenças descritas no início deste capítulo. Este risco pode ser reduzido ou talvez eliminado com o preparo antecipado do seu corpo com o programa antioxidante de fortalecimento.

Passo 2: Ingerir Diariamente um Coquetel Antioxidante Misto

O Capítulo 6 fornece detalhes de como combater os radicais livres através de doses diárias recomendadas das três principais vitaminas antioxidantes — a vitamina C, a vitamina E e o betacaroteno. Também será discutido o papel do selênio e de outros suplementos.

Como você irá perceber, o coquetel antioxidante possui numerosas variações, conforme a sua idade, sexo e grau de atividade. Por exemplo, se você é uma mulher de 50 anos de idade que caminha regularmente com um grau de intensidade de 4km em 37:30 minutos, quatro a cinco dias por semana, talvez não saiba que deveria estar tomando as seguintes doses diárias de antioxidantes: 600 UI de vitamina E, 1.000mg de vitamina C e 50.000 UI de betacaroteno.

Em geral, quer pratiquem ou não exercícios, as mulheres com mais de 50 anos de idade devem tomar doses maiores de vitamina E e betacaroteno do que mulheres mais jovens. E homens adultos de qualquer idade devem tomar mais vitamina C do que mulheres adultas da mesma idade. Homens e mulheres de qualquer idade que pratiquem exercícios vigorosos devem tomar mais vitamina C e vitamina E do que homens e mulheres que tenham uma vida mais sedentária.

Você talvez seja uma daquelas pessoas que não devem tomar um antioxidante por causa de alguns efeitos colaterais. Por exemplo, as pessoas que sangram com facilidade devem evitar a vitamina E. Esta e outras questões serão tratadas no Capítulo 6, quando você planejar o seu próprio esquema antioxidante.

Passo 3: Como Cozinhar e se Alimentar de Forma Antioxidante

O Capítulo 7 apresenta um programa para cozinhar e comer que se baseia nos princípios desenvolvidos na Clínica Cooper. Você receberá instruções para utilizar técnicas de cozimento leve e por microondas para preservar os antioxidantes naturais nos seus vegetais, frutas e outros alimentos. Você também irá aprender a guardar e preparar os alimentos de maneira eficaz.

Por exemplo, o conteúdo de caroteno dos vegetais verdes pode ser reduzido em 15-20% após o cozimento, e o valor do caroteno dos vegetais amarelos, como o milho, pode ser reduzido em 30-35%. Além disso, cortar as frutas em pequenos pedaços e espremê-las após terem sido descascadas pode eliminar grande parte de seu conteúdo de vitamina C.

Quanto mais sucesso você conseguir na preservação dos antioxidantes naturais em sua dieta, mais fortes ficarão as suas defesas antioxidantes internas.

Passo 4: Planeje uma Vida Relativamente Isenta dos Radicais Livres

O Capítulo 8 irá lhe fornecer um plano de ação para restringir a sua exposição a fatores ambientais, como a radiação, campos eletromagnéticos e poluição, que podem deixá-lo exposto aos radicais livres. Haverá um encorajamento para que você reavalie o seu estilo de vida e passe a usufruir uma vida sem os efeitos danosos dos radicais livres.

À medida que você avançar por estes quatro passos nos capítulos seguintes, perceberá em momentos diferentes a necessidade de mais informações com bases científicas para utilizar estas técnicas práticas na prevenção de diferentes doenças. Ou talvez você queira refrescar a sua memória acerca de termos diferentes ou processos biológicos relacionados aos radicais livres e antioxidantes. Por isso, incluí alguns apêndices científicos:

1. A Linguagem da Revolução Antioxidante — que enfoca a terminologia e as definições importantes para a compreensão da ação dos radicais livres e dos antioxidantes.
2. As Bases Científicas da Revolução Antioxidante — a "conspiração interna" contra o seu coração e seus vasos sangüíneos —, uma descrição detalhada de como os radicais livres podem desencadear cardiopatia, câncer, cataratas e outras doenças.
3. Os Benefícios de Praticar Exercícios nas Faixas Superiores de um Programa de Aptidão.
4. Os Antioxidantes na Sua Alimentação — como preservar os nutrientes nos alimentos que você compra e prepara.
5. Uma tabela prática de referência, "Resumo das Fontes, Recomendações e Efeitos dos Antioxidantes".

6. Uma declaração do Conselho para a Nutrição Responsável acerca do "Estudo Finlandês: Resultados Intrigantes".

Agora, você está pronto para dar o primeiro passo no programa desenvolvendo o seu próprio esquema de exercícios de baixa intensidade.

PARTE DOIS

O Poder dos Exercícios de Baixa Intensidade

4

Programa de Exercícios de Baixa Intensidade

Há pouco tempo, fiquei olhando, através da janela de meu consultório, as pessoas que estavam se exercitando no Centro de Aptidão Cooper em nossa pista de 1.600 metros (uma milha), cujo trajeto passa por árvores, dois lagos e aparelhos para exercícios externos. Naquele momento, a maioria das pessoas eram meus pacientes, e dois deles em particular chamaram a minha atenção.

O primeiro foi Tom, um corredor de alto nível que participava freqüentemente em corridas de distância, incluindo maratonas e competições para veteranos. Apesar de ter 45 anos, ele corria regularmente entre 12 a 16 quilômetros por dia, seis a sete dias por semana. De fato, certa vez ele me confidenciou que quando perdia um único dia de exercícios, sentia-se culpado e tentava compensar a distância perdida correndo ainda mais e com maior intensidade nos dias seguintes. Além deste treinamento básico, Tom exercitava-se pelo menos meia hora, três vezes por semana, no equipamento Cybex em nosso Centro de Aptidão.

Os hábitos quase que compulsivos de Tom produziram diversos dividendos. Em primeiro lugar, ele possuía um corpo quase perfeito, com uma musculatura bem desenvolvida e de tônus excelente, e apenas 6% de gordura corporal. Ele também sentia satisfação e auto-estima devido aos excelentes resultados colhidos num esporte que requer muito do atleta e ao constatar que muitos de seus adversários estavam ficando para trás.

Acompanhei o avanço de Tom até que ele ultrapassou Bob, outro de meus pacientes, que corria estrepitosamente em um ritmo de 1.600 metros em 9 min 30s. Quando Tom passou voando, Bob, um executivo e chefe de família de 43 anos, parecia estar praticamente parado. Ao observar Bob, no entanto, lembrei-me do quanto meus pensamentos acerca dos exercícios se modificaram durante os últimos cinco a seis anos. Bob corre 3.200 metros por dia, quatro dias por semana, e nem chega perto de Tom nos outros testes de aptidão ou no tempo gasto na esteira. Além disso, ele possui aproximadamente 19% de gordura corporal e certamente não tem o aspecto de um atleta bem treinado ou o corpo trabalhado.

Do ponto de vista de uma boa saúde e aptidão, qual destes dois homens se aproxima mais do ideal esperado? Há 20 anos — talvez até mesmo 10 anos —, a resposta seria fácil: Tom, o atleta apurado de meia-idade, teria sem dúvida recebido o meu voto. Hoje, eu escolheria Bob, principalmente pelo que sei acerca dos danos que os radicais livres podem causar em decorrência do treinamento excessivo.

Na realidade, eu já percebia que Tom provavelmente estava sofrendo danos causados pelos radicais livres enquanto o observava naquele dia. Ele estava com o joelho dolorido e inflamado, uma conseqüência direta do excesso de quilômetros corridos. Também sentia dores musculares no tronco, e o ombro estava dolorido devido aos exercícios com pesos. No último ano, ele havia apresentado uma incidência particularmente alta de resfriados e viroses. Também se queixava de cansaço excessivo na sua última consulta médica. Todos estes sintomas e lesões estão associados, nos estudos científicos, aos exercícios do tipo "vigoroso" e a um possível dano causado pelos radicais livres. Em contraste, Bob não se queixava de dores; ele não havia apresentado um único resfriado ou virose em mais de dois anos, e os seus níveis de energia permaneciam elevados. Alguma coisa no seu estilo de vida estava atuando em benefício de sua saúde. Acredito que o segredo seja o reforço — ou pelo menos a ausência de interferência — no sistema de defesa do organismo propiciado pelo programa de exercícios de baixa intensidade.

Os Exercícios Devem Ser o Esteio do seu Programa Antioxidante

Quando se fala em antioxidantes, a primeira coisa que geralmente vem à mente são os suplementos de vitaminas. Tais suplementos, contudo, representam apenas uma parte da história antioxidante — e apenas uma etapa do programa que proponho neste livro. O que muitas vezes passa despercebido é que os exercícios devem ter um papel central em qualquer plano de ação antioxidante eficaz. O motivo: sem exercícios regulares, as defesas internas do seu organismo contra os radicais livres — incluindo os antioxidantes endógenos naturais, como a SOD, GSH e a catalase — podem ficar fragilizadas demais para manifestar o efeito completo dos suplementos.

De qualquer modo, é muito importante escolher o tipo certo de exercícios para o seu programa. Isto significa realizar exercícios de *baixa intensidade* — que irão reduzir ao mínimo a descarga de radicais livres e ao mesmo tempo poupar as suas enzimas naturais, ou antioxidantes endógenos. Numerosos estudos recentes esclareceram o poder dos exercícios de baixa intensidade.

Quais as Evidências Acerca dos Exercícios de Baixa Intensidade?

Um relatório de 29 de julho de 1993 publicado pelo Colégio Americano de Medicina Esportiva e pelo Centro de Controle e Prevenção de Doenças chegou à seguinte conclusão: "Todo adulto deve realizar 30 minutos ou mais de atividade física com intensidade moderada no decorrer da maioria dos dias da semana."

Ao fazer esta recomendação, o Dr. Walter Dowdle, diretor em exercício do CDC, mencionou que uma série de 43 estudos demonstraram que os indivíduos inativos, ou sedentários, correm um risco particularmente dobrado de câncer e cardiopatia, em contraste com indivíduos fisicamente ativos.

Pense no que foi dito: apenas 30 minutos de exercícios moderados por dia. Isto é algo que qualquer um de nós pode conseguir — e o meu programa lhe mostrará como tal coisa pode ser fácil.

Além disso, essa recomendação é compatível com as orientações fornecidas pelo Dr. Steven Blair, diretor de Epidemiologia no Instituto Cooper de Pesquisa em Aeróbica, em Dallas. No estudo publicado em 3 de novembro de 1989 no *Journal of the American Medical Association,* Blair afirmou que 30 minutos de atividade mantida três a quatro vezes por semana teriam uma influência importante na mortalidade decorrente de todas as causas. Os resultados indicam que caminhar 3,2 quilômetros em 28 a 30 minutos, três vezes por semana, é quase tão benéfico quanto correr três ou mais quilômetros várias vezes por semana — quando os seus principais objetivos são reduzir os riscos de mortalidade por todas as causas e prolongar a vida.

Para compreender como Blair chegou a estas conclusões, vamos examinar atentamente o estudo. Cerca de 13.400 homens e mulheres foram monitorados durante quatro anos antes de qualquer teste, para que se pudesse assegurar que eram saudáveis. Em seguida, solicitou-se que eles se exercitassem até a exaustão em uma esteira. Após os ajustes para idade e sexo, eles foram divididos em cinco grupos de aptidão, de acordo com os tempos obtidos na esteira. Cada um dos grupos era constituído de 20% dos participantes, e eles foram monitorados em média por 8,2 anos após a prova da esteira, para que se pudesse determinar a causa do óbito de qualquer deles.

Ao término do estudo, os homens completamente sedentários, classificados na categoria dos 20% de menor aptidão, apresentaram um índice de mortalidade por cardiopatia, câncer, diabetes e acidente vascular cerebral 75% maior do que os homens de maior atividade na categoria dos 20% com melhor aptidão. Houve, porém um achado importante: a maioria dos benefícios descobertos por Blair ocorreram quando os homens eram promovidos da categoria dos 20% totalmente sedentários para a categoria dos 20% moderadamente ativos. Especificamente, aqueles que estavam na categoria dos 20% inferiores apresentaram um índice de mortalidade 55% maior do que os incluídos na categoria dos 20% seguintes. Embora os resultados encontrados nas mulheres tenham sido comparáveis, não foram tão expressivos.

Em outras palavras, não houve uma diminuição linear nos óbitos por qualquer motivo em homens e mulheres promovidos na escala de aptidão. O que se observou foi uma queda acentuada em óbitos entre a categoria inferior e a categoria seguinte de aptidão, e em seguida uma diminuição bastante gradual na mortalidade à medida que os índices de aptidão aumentavam ainda mais.

Qual a importância desse estudo? Em primeiro lugar, uma redução de 55% a 65% na mortalidade por todas as causas poderia se traduzir em um aumento de dois a três anos na longevidade. Uma outra mensagem — que fez com que a American Heart Association passasse a considerar a inatividade como um fator de risco importante para a cardiopatia — é que os maiores benefícios para a saúde foram experimentados pelos indivíduos promovidos apenas uma categoria da inatividade completa para um grau de exercícios moderados e de baixa intensidade.

Mas como se pode definir exatamente "exercícios de baixa intensidade" capazes de produzir estes importante benefícios para a saúde?

O que Significam os "Exercícios de Baixa Intensidade"?

Do ponto de vista do plano de ação antioxidante, os "exercícios de baixa intensidade" são definidos da seguinte maneira: O programa de exercícios mais eficaz para uma boa saúde — incluindo o desenvolvimento de defesas contra os radicais livres — é o realizado várias vezes por semana até atingir a sua "freqüência cardíaca alvo", que corresponde a uma freqüência cardíaca cientificamente determinada acima do normal, porém abaixo do máximo, que permite uma melhoria de sua resistência. Este nível de exercícios deve ser mantido por pelo menos 30 minutos seguidos, três vezes por semana, ou 20 minutos seguidos, quatro vezes por semana.

Para determinar a sua freqüência cardíaca alvo, subtraia a sua idade de 220 para obter a sua "freqüência cardíaca máxima prevista". Em seguida, calcule 65% a 80% deste valor para obter a sua freqüência cardíaca alvo.

Por exemplo, a freqüência cardíaca máxima prevista de uma pessoa de 40 anos seria 220 menos 40, ou 180. Multiplicando-se este valor por

0,65 e por 0,80, obtém-se uma faixa de freqüência cardíaca alvo para os exercícios de resistência entre 117 a 144 batimentos por minuto.

Para se ter uma idéia melhor de como funciona na prática o programa de baixa intensidade, considere as ilustrações ao final da Parte II, que foram baseadas em um programa real utilizado por muitos de meus pacientes.

Modelo do Programa de Exercícios de Baixa Intensidade

Um meio simples de dar início a um programa de exercícios de baixa intensidade é utilizar o meu método para a contagem de pontos de aptidão — que é um modo fácil de medir o grau, a intensidade e a quantidade de exercícios que você realiza durante um determinado período. Se você trabalhar até um total de pelo menos 15 pontos por semana, utilizando um ou vários exercícios de resistência, conseguirá um benefício considerável nos seus exercícios de baixa intensidade.

Por exemplo, se você caminhar 3,2 quilômetros em menos de 30 minutos, três vezes por semana, conseguirá estes 15 pontos de aptidão. Se caminhar 4,8 quilômetros em menos de 45 minutos, duas vezes por semana, irá marcar 16 pontos. Qualquer uma das abordagens lhe fornecerá a quantidade de atividade física necessária para melhorar ao máximo a sua saúde e longevidade e minimizar a sua produção de radicais livres destrutivos. Uma outra possibilidade seria caminhar 3,2 quilômetros em menos de 40 minutos, cinco vezes por semana, para conseguir os 15 pontos. Como você pode ver, existem muitas variações aceitáveis. (Consulte as descrições dos exercícios específicos ao final deste capítulo para encontrar outras possibilidades.)

E Quando se Está Cuidando do Jardim?

Alguns argumentam que é aceitável incorporar as atividades fragmentadas ou interrompidas que podem ser feitas durante alguns minutos numa hora do dia e alguns minutos em outra hora. O objetivo final, de acordo com este ponto de vista, é assegurar que você gaste pelo menos 30 minutos por dia em algum tipo de atividade física.

Por exemplo, uma pessoa gasta alguns minutos subindo escadas em vez de tomar o elevador. Depois, gasta mais alguns minutos cuidando de seu jardim ou varrendo as folhas em casa após o trabalho. À noite, sai para dançar. Com isto, o tempo gasto em cada atividade pode ser somado para se chegar ao total de 30 minutos por dia. Os proponentes desta posição também afirmam que não há nada de errado em suspender o seu programa atual de exercícios, mesmo que você esteja comprometido com um esquema relativamente moderado.

Minha principal reserva no que diz respeito a este ponto de vista é que se torna extremamente difícil quantificar o efeito de atividades esporádicas da mesma forma que se pode quantificar os exercícios contínuos, como caminhar ou andar de bicicleta. Sem esta possibilidade, fica difícil saber exatamente quanto de benefício está sendo obtido ou verificar o quanto seu nível de aptidão está melhorando ou deteriorando. Contudo, uma atividade física interrompida ou fragmentada é melhor do que nenhuma atividade física.

Os achados acerca dos enormes benefícios dos exercícios de baixa intensidade sugerem que devemos passar a encarar a aptidão física e os modos de classificar as nossas atividades de condicionamento de uma forma completamente diferente.

Um Novo Modo de Encarar a Aptidão

Tanto o estudo do Instituto Cooper de Pesquisa em Aeróbica mencionado linhas atrás como os estudos que serão brevemente discutidos, e que associam o excesso de treinamento com a produção de radicais livres, me convenceram de que devemos parar de rotular as pessoas como simplesmente "aptas" ou "inaptas". Em vez disso, devemos utilizar três classificações distintas para a inatividade e os exercícios, que em uma ordem crescente de condicionamento físico podem ser definidas da seguinte maneira:

1. Grau sedentário com pouca ou nenhuma atividade física.
2. Grau de saúde e longevidade conferido pelos exercícios de baixa intensidade.

3. Exercícios de nível atlético que se aproxima e às vezes alcança o grau de aptidão necessário para as competições, mas que *não* envolve o treinamento excessivo.

Os indivíduos classificados no primeiro grau provavelmente apresentarão mais doenças, terão vida mais curta, e a qualidade de sua vida será relativamente ruim. Os indivíduos na segunda categoria perceberão benefícios significativamente maiores do que os indivíduos na primeira categoria, no que diz respeito aos índices menores de doenças e vida mais longa.

A maioria dos indivíduos no grau mais elevado de aptidão se caracterizará por vida um pouco mais longa do que a dos indivíduos na segunda categoria; um risco ligeiramente menor de doenças sérias do que o dos indivíduos na segunda categoria; e uma qualidade de vida consideravelmente melhor do que a dos indivíduos na segunda categoria. (Para obter mais informações acerca dos muitos benefícios dos exercícios nos graus superiores de aptidão, consulte o Apêndice 3.)

Nota: Lembre-se de que mesmo a terceira categoria se refere a programas de exercícios destinados a minimizar a descarga de radicais livres. Este nível não inclui programas excessivamente rigorosos que muitas vezes se fazem acompanhar de treinamento excessivo. Aqueles que se esforçam além do necessário para conseguir os benefícios da aptidão aeróbica — incluindo muitos maratonistas e atletas altamente competitivos — podem não usufruir os benefícios que estão perseguindo. Como você perceberá em breve, esta perda de saúde através do excesso de treinamento pode ser correlacionada aos fenômenos dos radicais livres (passíveis de controle pelo aumento da defesa antioxidante).

Uma maneira excelente de realizar exercícios inteligentes com o objetivo de obter uma saúde melhor e aptidão atlética ou maior longevidade é através de um programa de caminhadas bem planejadas. Estudos recentes no Instituto Cooper de Pesquisa em Aeróbica forneceram as bases para este tipo de programa.

Caminhar Rápido Pode Ser a sua Melhor Opção

Uma das novas características das opções de exercícios neste livro é a descrição no final deste capítulo do programa de caminhada rápida (também chamado "caminhada de resistência", ou a nível competitivo, "corrida de marcha"). Com esta abordagem, você alcançará os benefícios máximos da resistência *sem* estimular uma produção excessiva de radicais livres e *sem* se arriscar a adquirir problemas musculares ou esqueléticos incapacitantes tão comuns com os exercícios de maior intensidade. Em outras palavras, você terá poucas probabilidades de sofrer lesões como estiramentos musculares, roturas de ligamentos ou problemas articulares ou no joelho.

Estas novas descobertas acerca dos benefícios da caminhada rápida são provenientes de um estudo realizado pelo Dr. John Duncan, um fisiologista dos exercícios do Instituto Cooper de Pesquisa em Aeróbica. Os resultados da sua pesquisa foram publicados em 18 de dezembro de 1991 no *Journal of the American Medical Association*, exprimindo o resultado da monitoração de 102 mulheres antes da menopausa por um período de seis meses. Durante este período, elas foram divididas em um grupo de controle que não modificou os seus hábitos sedentários cotidianos, e três grupos de caminhada.

As mulheres foram encorajadas a caminhar 4,8 quilômetros, cinco vezes por semana, cada um dos três grupos de exercícios devendo observar uma velocidade diferente para cobrir a distância. Um grupo deveria percorrer a distância em uma velocidade de 1.600 metros em 20 minutos; o segundo grupo deveria andar mais rápido, 1.600 metros em 15 minutos; e o terceiro grupo deveria se movimentar com maior rapidez, 1.600 metros em 12 minutos. Pelo fato de a velocidade no último grupo ser mais exigente, as mulheres receberam um treinamento de sete semanas sob a orientação de um especialista, Casey Meyers, autor de *Aerobic Walking*. Assim, elas foram capazes de alcançar o objetivo de caminhar 4,8 quilômetros em 36 minutos de forma regular.

O estudo de Duncan logo revelou que um ritmo de 1.600 metros em 20 minutos produzia uma freqüência cardíaca média com os exercícios que correspondia a 55% da freqüência máxima prevista. A velocidade de 1.600 metros em 15 minutos fazia com que a freqüência cardíaca chegasse a 68% do máximo previsto. E o coração das mulheres que faziam 1.600 metros em 12 minutos chegava a 86% do máximo previsto.

Após seis meses com este exercício, o nível de aptidão das mulheres, medido através de sua capacidade de processar o oxigênio durante a realização dos exercícios, aumentou da seguinte maneira:

- Nas que faziam 1.600 metros em 20 minutos, houve um aumento de 4% na resistência.
- Nas que faziam 1.600 metros em 15 minutos, um aumento de 9%.
- Nas que faziam 1.600 metros em 12 minutos, um aumento de 16%. Além disso, aquelas que caminhavam com maior velocidade, no ritmo de 12 minutos, conseguiram todos os benefícios da aptidão que seriam alcançados caso corressem em um ritmo de 1.600 metros em 9 minutos.

Talvez a observação mais surpreendente tenha sido a de que, apesar de coletivamente as mulheres terem percorrido mais de 32.000 quilômetros durante os seis meses de estudo, não houve *um único problema músculo-esquelético* que requeresse cuidados médicos. Se este estudo tratasse de corridas na mesma faixa etária, posso garantir que muitos dos participantes teriam desenvolvido problemas músculo-esqueléticos sérios e até mesmo incapacitantes. Em outras palavras, a caminhada rápida — um exercício clássico de baixa intensidade — pode ser tão eficaz quanto a corrida, com menor risco de lesões dos músculos, ossos e articulações.

Cuidado: Se você caminhar em um ritmo superior a 1.600 metros em 12 minutos, o seu exercício se transformará em uma verdadeira corrida de marcha. Embora produza níveis mais avançados de aptidão, esta atividade também está associada a um aumento nos problemas músculo-esqueléticos. Por este motivo, recomendo que a corrida de marcha em um ritmo superior a 1.600 metros em 12 minutos fique restrita aos atletas de competições. (No final deste capítulo, apresentamos maiores detalhes de como incorporar um programa de caminhadas rápidas de baixa intensidade no seu esquema de exercícios.)

Por trás dos problemas com a marcha atlética competitiva, bem como com outros exercícios de alta intensidade, está o fantasma apresentado no início deste capítulo — a ameaça dos radicais livres. Ou em outras palavras, os programas muito vigorosos de condicionamento, incluindo as diferentes formas de treinamento excessivo, podem fazer com que o tiro saia pela culatra.

O Fenômeno dos Radicais Livres

Muito antes de termos alcançado nossa compreensão atual de como os radicais livres são capazes de prejudicar a saúde humana, eu já avisava que se o objetivo era simplesmente a aptidão cardiovascular, ninguém precisava correr mais do que 20 a 24 quilômetros por semana. Obviamente, se você deseja participar em corridas de distância ou quiser desenvolver níveis de resistência necessários para outros esportes competitivos, será necessário treinar mais do que este mínimo. Mas para o indivíduo mediano, as distâncias mais curtas são bastante adequadas para se conseguir plenamente os benefícios para a saúde e a aptidão.

No momento, existem motivos ainda mais prementes para limitar a intensidade dos seus exercícios — motivos que apontam para os perigos trazidos pelo excesso de radicais livres, que podem ser produzidos durante os programas com treinamento pesado. Os exercícios exaustivos de alta intensidade podem aumentar a sua suscetibilidade a diferentes tipos de câncer, ataques cardíacos, cataratas, envelhecimento precoce, diminuição da imunidade e uma série de outros problemas médicos.

Quais as evidências para este ataque que estou levantando contra os programas de exercícios muito intensos? Vamos olhar alguns anos retrospectivamente para um estudo realizado pelo Dr. Ralph Paffenbarger e seus associados acerca de 16.936 ex-alunos de Harvard, do sexo masculino, com idades entre 35 e 74 anos. De acordo com um relatório de 1986 no *The New England Journal of Medicine*, ele constatou que os índices de mortalidade eram menores nos homens que participavam em atividades físicas regulares, em contraste com os homens que não o faziam. Os índices de mortalidade declinaram progressivamente na proporção em que o número de calorias queimadas por semana aumentava. De fato, o índice de mortalidade foi um quarto a um terço menor entre os homens que despendiam 2.000 ou mais calorias por semana, em contraste com os homens menos ativos — um achado que se traduz por um aumento estimado de 2,4 anos na longevidade.

Com os níveis de maior intensidade, porém, parece que os exercícios trazem menores benefícios. Os índices de mortalidade aumentavam um pouco nos homens que despendiam mais de 3.000 calorias por semana. (Os epidemiologistas chamam este achado de "fenômeno do 'J' invertido" devido ao aspecto que os resultados assumem em um gráfico. O índice de mortalidade cai inicialmente à medida que a intensidade dos exercícios aumenta. No entanto, quando a intensidade do condicionamento físico atinge o seu ponto máximo, o índice de mortalidade sobe um pouco. O gráfico da mortalidade reflete este fato com um súbito retorno para cima da linha em declínio, formando a última perna de um "J" invertido.)

Os achados de Paffenbarger se refletiram no estudo do Dr. Steven Blair, do Instituto Cooper de Pesquisa em Aeróbica, publicado em 1989 no *Journal of the American Medical Association*. Segundo este estudo, houve um discreto aumento no índice de mortalidade por todas as causas em mulheres que participavam das atividades físicas mais pesadas.

Estes achados talvez sejam explicados por relatos na literatura científica mostrando que a produção de radicais livres aumenta durante os exercícios — e que esta atividade dos radicais livres está associada a lesão oxidativa nos músculos, no fígado, sangue e em outros tecidos.

Naturalmente, muitas vezes é difícil encontrar dados conclusivos e irrefutáveis quando se trata de seres humanos. Embora haja um consenso entre os especialistas de que os exercícios intensos do tipo "ultra" durante períodos prolongados possam na realidade aumentar o risco de lesões pelos radicais livres, alguns estudos indicam que atletas que treinaram desta maneira podem, de fato, viver por mais tempo.

Um artigo escrito em 1993 por Seppo Sarna e colaboradores no *Medicine and Science in Sports and Medicine* mostrou os resultados de um estudo acerca de 2.613 atletas finlandeses de alto nível. Eles haviam participado nos jogos olímpicos, campeonatos mundiais ou campeonatos europeus durante os anos compreendidos entre 1920 e 1965, sendo comparados com 1.712 recrutas convocados pelas Forças de Defesa da Finlândia durante o mesmo período.

Os pesquisadores constataram que a maior expectativa de vida, corrigida para ocupação, estado civil e idade, era encontrada nos atletas de resistência. A maior expectativa de vida era explicada principalmente por uma diminuição na mortalidade cardiovascular.

Um outro achado interessante foi que os atletas ainda vivos em 1985 continuavam mais ativos fisicamente do que os recrutas com os quais foram comparados. Além disso, os atletas que continuaram fisicamente ativos após os seus anos de competição usufruíram uma expectativa de vida mais longa do que aqueles que se mantiveram em ótima forma apenas durante os seus anos iniciais. Estes achados dão credibilidade à teoria de que a atividade prolongada, regular e de baixa intensidade pode intensificar o sistema de defesa antioxidante, enquanto que os períodos curtos de atividade de alta intensidade podem, na realidade, diminuir as defesas do organismo.

Constantemente, deparo-me com casos de pacientes que confirmam estes achados. Fiquei alarmado, em particular, com o aumento de freqüência dc fibrilação atrial (uma irregularidade dos batimentos cardíacos) em corredores altamente condicionados que se exercitavam por muitos anos. Também fiquei atento à freqüência do câncer de próstata entre meus pacientes mais idosos que haviam sido maratonistas e "ultra-atletas".

Neste momento, não dispomos de estudos que nos permitam fazer comparações definitivas entre estes pacientes e um grupo de controle que não tenha praticado exercícios tão intensos. Minhas observações clínicas, contudo, me deixaram suspeitas acerca do treinamento excessivo e — com as evidências crescentes na literatura científica — fizeram com que eu passasse a recomendar uma abordagem mais moderada para muitos atletas amadores.

A Associação entre o Treinamento Excessivo e a Lesão dos Radicais Livres

Em condições normais, os radicais livres são produzidos em uma baixa proporção, sendo neutralizados pelos sistemas protetores e antioxidantes do organismo. Se, no entanto, uma proporção muito aumentada de radicais livres produzidos for desencadeada pelo excesso de treinamento, o número de radicais pode superar a capacidade dos seus sistemas celulares de defesa. Estes renegados moleculares adicionais e não controlados lançam um ataque contra as suas membranas celulares, com uma perda resultante na viabilidade celular e um aumento dos danos esqueléticos e musculares. A lesão e a inflamação dos tecidos que com freqüência acompanham os exercícios exaustivos representam os sinais mais evidentes da atividade dos radicais livres.

Nas pessoas que estão fora de forma ou destreinadas, o exercício exaustivo também provoca o surgimento dos "marcadores do estresse oxidante" no sangue e no tecido muscular. São utilizados exames laboratoriais especiais para detectar estes marcadores. Por outro lado, os estudos mostraram que os músculos treinados são resistentes ao estresse do oxigênio, a menos que o exercício seja demasiadamente vigoroso e prolongado a ponto de exigir a participação do suprimento de glicogênio (açúcar) muscular.

Como o seu Organismo Produz Radicais Livres em Excesso durante os Exercícios?

Os radicais livres são produzidos de duas maneiras durante os exercícios. A primeira envolve um vazamento de elétrons, que pode ocorrer durante os exercícios exaustivos. O aumento no consumo de oxigênio do corpo durante os exercícios pesados pode aumentar entre 10 e 20 vezes ou mais. De fato, em fibras musculares isoladas colocadas sob estresse máximo, a utilização de oxigênio pode subir de 100 a 200 vezes acima do normal. O enorme bombeamento de oxigênio através dos tecidos desencadeia a liberação de radicais livres em outros tecidos. Do mesmo modo, durante a realização de exercícios pesados, a descarga de radicais livres — especificamente o radical superóxido — pode aumentar muito nas mitocôndrias, ou centros de energia das células.

A outra forma de produção de radicais livres durante os exercícios está relacionada a um processo conhecido em termos médicos como "isquemia/ reperfusão". Ela funciona da seguinte maneira:

Quando você pratica exercícios intensos, o fluxo sangüíneo no seu corpo é desviado dos órgãos que não estão ativamente envolvidos na realização dos exercícios, como o fígado, os rins, o estômago e os intestinos. O sangue é desviado para os músculos em atividade, incluindo o coração e as pernas. Durante este desvio do fluxo sangüíneo, uma parte ou todas as regiões ou órgãos do corpo que não estão envolvidos no exercício irão passar por uma deficiência aguda de oxigênio (conhecida como "hipoxia").

Ao término dos exercícios, o sangue retorna para os órgãos que estiveram privados do fluxo sangüíneo. Este processo, conhecido como "reperfusão", foi associado à liberação de um número excessivo de radicais livres.

Existe um outro aspecto deste fenômeno da reperfusão. Mesmo os músculos que estão envolvidos nos exercícios pesados podem sofrer algum grau de privação do oxigênio, especialmente quando o trabalho beira ou atinge o nível de exaustão. Este tipo de atividade, conhecido como "captação máxima de oxigênio", ou "exercício exaustivo", pode acontecer quando você corre com muita velocidade ou prossegue até os limites do seu corpo. Quando você atinge um ponto onde não é mais possível processar uma quantidade suficiente de oxigênio, começa a ocorrer uma fome de oxigênio em seus músculos e órgãos.

Assim, quando você interrompe este tipo de exercício, o sangue retorna para os órgãos que estiveram privados de oxigênio, ocorrendo uma explosão de radicais livres para os seus tecidos. Vários estudos demonstraram esta produção excessiva de radicais livres em músculos esqueléticos e no fígado de animais submetidos a exercícios exaustivos.

Felizmente, dispomos de um sistema de defesa antioxidante interno que nos protege contra os radicais livres e o "estresse oxidativo" por eles produzido. Sabemos que o nosso corpo produz enzimas como a SOD (superóxido dismutase), descoberta em 1968 pelos cientistas americanos J. M. McCord e I. Fridovich (veja o Capítulo 2). Os cientistas também identificaram outros antioxidantes internos, ou "endógenos", como a catalase e a glutationa peroxidase (GSH).

Contudo, um treinamento muito intenso pode superar esses mecanismos internos de defesa. A "força policial" natural do seu corpo pode se desintegrar. Nestas situações, ocorrerá lesão oxidativa capaz de afetar todas as partes das células expostas, incluindo a proteína celular, os lipídios (como o colesterol) e o núcleo da célula. Este é o tipo de lesão que pode evoluir para o câncer, o bloqueio das artérias coronárias e outras doenças.

Estes perigos fizeram com que os cientistas acelerassem as suas pesquisas para medir as atividades dos radicais livres nos diferentes tipos de exercícios.

A Medição dos Radicais Livres durante os Exercícios

Uma forma de determinar se você está praticando exercícios muito intensos é verificar se o seu grau de atividade está produzindo um excesso de radicais livres. Lamentavelmente, não é fácil medir diretamente os radicais livres. Eles se movimentam muito rápido e duram apenas uma fração de segundo em um estado independente antes de se ligarem a uma outra molécula e desencadearem a lesão oxidativa. Por isso, os cientistas recorreram a uma alternativa: medir as "pegadas" ou resíduos deixados por eles.

Um método para realizar estas dosagens é verificar a quantidade de pentano, um resíduo dos radicais livres encontrado no ar expirado. Em um experimento inicial realizado em 1928, um grupo de pessoas exercitou-se em uma bicicleta ergométrica durante 20 minutos até atingir 25% a 50% e 75% de seu desempenho máximo. Com os exercícios de baixa intensidade, não houve aumento na quantidade de pentano expirado. Porém, 20 minutos de exercícios com 75% do desempenho máximo causaram um aumento de quase duas vezes no pentano expirado — uma indicação clara de que estas pessoas estavam eliminando um excesso de radicais livres.

Um segundo método para medir os radicais livres enfoca o processo de oxidação das células adiposas, conhecido como "peroxidação lipídica". Este processo, que é causado pela lesão dos radicais livres, produz resíduos conhecidos como substâncias reativas do ácido tiobarbitúrico, ou "TBARS". Através de exames sangüíneos laboratoriais especiais, os pesquisadores conseguem medir as TBARS e estimar a lesão produzida pelos radicais livres.

Estas técnicas ajudaram os cientistas a constatar que os exercícios pesados de fato produzem lesão pelos radicais livres em animais. Por exemplo, os pesquisadores K. J. A. Davies, Lester Packer e seus associados publicaram em 1982 — e H. M. Allesio e associados confirmaram estes achados em 1988 no *American Journal of Physiology* — que, após os exercícios intensos, os animais exibem um aumento das TBARS nos músculos e no fígado.

As descobertas nos seres humanos oferecem um quadro mais complexo. Um estudo realizado em 1988 com ultramaratonistas, que correram uma distância de 80,5 quilômetros, revelou aumento nos seus níveis de TBARS. Além disso, uma pesquisa publicada por L. Viinikka e seus colegas em 1984 no *Medical Science Sports Exercise Journal* mostrou um aumento das TBARS com os exercícios, apesar dos atletas participantes do estudo serem altamente treinados.

Por outro lado, um relato publicado em 1990 no *Archives of Biochemistry and Biophysics* mostrou que corredores que completavam a meia maratona (21 quilômetros) não manifestavam alterações nas TBARS em seu sangue.

Qual o motivo de não haver resíduos evidentes dos radicais livres nesses atletas? O mais provável é que a condição atlética superior destes competidores e as curtas distâncias percorridas tenham se combinado para manter a produção dos radicais livres em níveis baixos.

Achados semelhantes surgiram em um relatório de 1987 feito pelo cientista R. Lovin e seus colegas no *European Journal of Applied Physiology*. Estes pesquisadores descobriram uma diminuição na peroxidação dos lipídios (lesão celular dos radicais livres) em pessoas que se exercitavam em 40%-70% de sua capacidade máxima, enquanto havia um aumento desta lesão entre aqueles que se exercitavam em 100% de sua capacidade.

Eric Witt, Lester Packer e outros especialistas do Departamento de Biologia Molecular e Celular da Universidade da Califórnia em Berkeley resumiram muito bem esta situação em 1992 no *Journal of Nutrition*:

> As chances de se encontrarem evidências da lesão oxidativa durante os exercícios parece depender do grau de intensidade do exercício, o local em que foi colhida a amostra e a condição de treinamento dos indivíduos. Os exercícios intensos ou exaustivos em pessoas não treinadas têm

maiores possibilidades de produzir lesão oxidativa, que é mais notada nos músculos do que no sangue.

Esta conclusão é corroborada em um estudo realizado no Instituto Cooper de Pesquisa em Aeróbica. Em 1993, o Dr. Neil Gordon, coordenador do estudo, selecionou dez homens e mulheres altamente treinados e dez homens e mulheres sedentários que não haviam consumido nenhum suplemento antioxidante nas seis semanas que antecederam o teste. Nosso objetivo era determinar se o grau de treinamento teria um efeito sobre os radicais livres do corpo em uma situação onde o organismo não estivesse protegido pelos antioxidantes.

Metade dos homens eram atletas altamente treinados e bem condicionados que corriam uma média de 35 quilômetros por semana. A outra metade dos homens era totalmente sedentária. Metade das mulheres eram bem treinadas, porém não tão intensamente quanto os homens. Especificamente, as mulheres treinadas corriam uma média de 16 quilômetros por semana de forma regular na ocasião em que foram examinadas. A outra metade das mulheres era totalmente sedentária.

Como parâmetro da atividade dos radicais livres, optamos por avaliar as TBARS presentes no sangue dos participantes. Em três ocasiões distintas, aproximadamente com uma semana de intervalo, todos os indivíduos foram avaliados em um estado de repouso completo.

Em outras duas ocasiões, os grupos realizaram exercícios até a exaustão em uma esteira motorizada. Foram colhidas amostras sangüíneas dos participantes imediatamente após o término dos exercícios, na seqüência de uma, seis e doze horas.

Em cada uma das avaliações, os atletas masculinos altamente treinados evidenciaram os níveis mais elevados de TBARS, um resultado que indica um grau relativamente elevado de atividade dos radicais livres. As mulheres com treinamento moderado, em contraste, exibiram os menores níveis de TBARS, ou atividade de radicais livres. Os homens e mulheres sem treinamento ficaram em uma situação intermediária, com os resultados das TBARS situados entre os observados nos homens treinados e nas mulheres treinadas. Não houve modificação significativa nos achados das TBARS em qualquer uma das avaliações dos quatro grupos, não importando se eles foram examinados em repouso ou após os exercícios.

Estes foram os resultados específicos de nosso estudo:

Grupo	*Exercício*	*TBARS*
Mulheres	Sem treinamento	1,57
Homens	Sem treinamento	1,71
Mulheres	Sem treinamento	1,82
Homens	Altamente treinados	2,32

Quais as conclusões destes achados preliminares? É muito provável que a explicação esteja nos benefícios dos exercícios moderados de baixa intensidade.

O grupo que apresentou os menores resultados de TBARS, e, portanto, os menores graus de atividade destrutiva causada pelos radicais livres, foi o das mulheres moderadamente treinadas. Ao realizarem exercícios regulares de baixa intensidade, elas aparentemente evitaram o estímulo para uma produção excessiva de radicais livres em seus corpos e ao mesmo tempo intensificaram as suas defesas internas de enzimas antioxidantes. (Como você sabe, uma forte atividade antioxidante endógena ajuda a conter os ataques deletérios dos radicais livres.)

O grupo que apresentou os maiores resultados nas TBARS, e, portanto, os graus mais elevados de atividade danosa dos radicais livres, foi o dos homens altamente treinados. Ao realizarem exercícios pesados do tipo "exaustivo", eles exibiram uma tendência para o estímulo de um número excessivo de radicais livres, contra os quais os seus antioxidantes internos não tiveram sucesso.

Os grupos intermediários constituídos por homens e mulheres sem treinamento aparentemente evitaram os ataques dos radicais livres excessivos enfrentados pelos homens altamente treinados. Ao mesmo tempo, porém, não se beneficiaram com a proteção existente nas mulheres que praticavam exercícios de baixa intensidade.

Os princípios importantes obtidos com estes achados são bastante simples e objetivos. Para realizar exercícios em níveis seguros e se proteger contra a lesão dos radicais livres, você deve:

- Utilizar o coquetel antioxidante recomendado no Capítulo 6, para neutralizar qualquer efeito potencialmente nocivo do excesso de radicais livres.
- Evitar exercícios ou atividades que sobrecarreguem demasiadamente ou por tempo prolongado o seu organismo ou o seu sistema de produção de oxigênio, como o coração e os pulmões. Em outras palavras, não realize exercícios freqüentes de alta intensidade, particularmente até o ponto de exaustão total e fadiga crônica.
- Treine regularmente com um esquema de exercícios de baixa intensidade. Este tipo de programa aumentará ao máximo as suas defesas antioxidantes internas e evitará a produção de radicais livres capazes de prejudicar a sua saúde. Ao melhorar gradualmente a sua condição física, você conseguirá lidar com os estresses inesperados surgidos no cotidiano.

Mas, em termos práticos, qual o limite superior dos exercícios seguros? Ou, em outras palavras, que formato deve ter um programa eficaz de exercícios de baixa intensidade?

Como Planejar o seu Programa Pessoal

Ao elaborar o seu programa pessoal de exercícios de resistência de baixa intensidade, tenha em mente três orientações básicas. (O Capítulo 5 contém orientações para aqueles que também planejam incorporar um programa de fortalecimento em suas atividades.)

1. Pratique os exercícios até chegar a uma freqüência cardíaca que minimize a sua descarga de radicais livres.

Com base em minha experiência clínica e em meus estudos acerca dos achados científicos sobre o assunto, recomendo que você não permita que a sua freqüência cardíaca ultrapasse 80% da sua freqüência cardíaca máxima prevista. Este é o teto acima do qual os radicais livres tendem a ser produzidos em níveis excessivos.

Para calcular o "teto" da sua freqüência cardíaca, determine inicialmente a sua freqüência cardíaca máxima prevista subtraindo a sua idade de 220. Em seguida, multiplique este resultado por 80%

(0,80) para obter a freqüência cardíaca máxima que você deve atingir durante os exercícios.

Por exemplo, se você for um homem de 40 anos, a sua freqüência cardíaca máxima prevista será de 180 batimentos por minuto (220 menos 40). Você deve multiplicar 180 por 0,80 para chegar a 144 batimentos por minuto — a intensidade máxima que devem atingir os seus exercícios para controlar a sua descarga de radicais livres. Aplicando esta primeira orientação, você conseguirá monitorar a intensidade do seu esforço, não importando o tipo de exercício que pratique. Durante a realização dos exercícios, pare por um momento e coloque o dedo (menos o polegar) sobre uma de suas artérias carótidas, que estão localizadas na frente do seu pescoço, à direita ou à esquerda do pomo-de-adão. (Cuidado: apalpe apenas *uma* das artérias; a compressão de ambas as carótidas pode interromper o fluxo de sangue para o seu cérebro e provocar uma perda temporária da consciência.)

Quando sentir o pulso, olhe para o ponteiro dos segundos no seu relógio e conte o número de vezes que o seu coração bate em 10 segundos. (Inicie a contagem com "zero" e termine com "dez".) Multiplique este resultado por 6 para obter o número de batimentos cardíacos por minuto.

Se você tomar o pulso no meio dos seus exercícios, será capaz de determinar com bastante precisão a intensidade dos seus esforços — e verá se precisa diminuir a intensidade dos exercícios.

2. Você também pode se manter a salvo de um excesso de radicais livres praticando exercícios que não somem mais do que 50 pontos de aptidão por semana. Traduzida em atividades reais, uma programação semanal com mais de 50 pontos seria mais ou menos assim:

- Um corredor com menos de 30 anos de idade que faz 4.800 metros em 24 minutos (um ritmo de 1.600 metros em 8 minutos), cinco vezes por semana, soma 85 pontos.
- Um indivíduo de 40 anos que corre em uma esteira a uma velocidade de 10 quilômetros por hora em uma inclinação plana durante 30 minutos, cinco dias por semana, consegue 70 pontos.
- Um corredor de 55 anos de idade que faz 4.800 metros em 32 minutos, cinco vezes por semana, alcança 55 pontos.

Cada um destes esquemas está acima do limiar de 50 pontos que representa o nível em que a atividade dos radicais livres passa a se tornar excessiva. Você deve praticar exercícios de baixa intensidade e alcançar menos de 50 pontos; se preferir trabalhar mais vigorosamente, assegure-se de ingerir suplementos antioxidantes adicionais conforme prescrito no Capítulo 6 para os que praticam exercícios pesados.

Com que autoridade científica determinei este limiar? O estudo do Dr. R. S. Paffenbarger acerca dos ex-alunos de Harvard mostrou que aqueles que praticavam exercícios em um nível inferior a 50 pontos por semana possuíam uma excelente proteção contra as doenças. O estudo conduzido em 1989 no Instituto Cooper de Pesquisa em Aeróbica pelo Dr. Blair confirmou esta conclusão.

Um outro estudo publicado na *Age and Aging* de janeiro de 1993 mostrou que 9 entre 15 homens que participaram em um estudo acerca dos exercícios apresentaram "algum tipo de doença" por volta dos 70 anos de idade. Os nove homens doentes ou comprometidos, que foram observados por 25 anos, tiveram de suspender os exercícios devido a uma variedade de queixas, incluindo lesões nos joelhos, linfoma (um tipo de tumor maligno ou pré-maligno) e aterosclerose, que em um caso necessitou de cirurgia.

Qual a intensidade dos exercícios praticados por estes homens doentes? Eles estavam acumulando um total de 72 a 97 pontos de aptidão por semana, bem acima dos 50 pontos recomendados no máximo.

3. Siga as orientações nas tabelas no final deste capítulo.

Se preferir praticar um dos esportes tradicionais para o seu exercício, como caminhar, correr, andar de bicicleta ou nadar, tudo o que tem a fazer é consultar as tabelas no final deste capítulo para encontrar um programa progressivo adequado para você.

Antes de passarmos para o programa de exercícios, porém, vamos considerar nosso último tópico — o uso de suplementos antioxidantes para aqueles que estão envolvidos em todos os níveis de intensidade de exercícios.

Como Combinar os Suplementos de Antioxidantes com os Exercícios

Nas tabelas seguintes de exercícios, você perceberá que incluí sugestões de quantidades relativamente elevadas de suplementos antioxidantes para aqueles que se exercitam sistematicamente. O uso de tais quantidades é particularmente importante para se conseguir uma proteção para aqueles que praticam exercícios em um nível próximo ou superior aos "tetos" descritos na seção anterior.

Se você for um atleta competitivo com qualquer idade, por exemplo, sem dúvida estará contando mais de 50 pontos de aptidão por semana. Também é provável que a sua freqüência cardíaca durante os exercícios passe de 80% da sua freqüência cardíaca máxima prevista. Como vimos, os exercícios praticados em níveis superiores a estes limiares podem aumentar em muito o risco de seus tecidos sofrerem os danos causados pelos radicais livres em excesso. Nestas situações, os suplementos de antioxidantes podem fornecer uma proteção importante contra o perigo.

A maior necessidade de oxigênio durante o exercício parece produzir radicais livres, que podem oxidar as gorduras nas membranas das células musculares. Este processo, chamado "peroxidação lipídica" é capaz de tornar as células mais suscetíveis ao envelhecimento e a outras lesões.

Visto que os antioxidantes conseguem desarmar os radicais livres, aqueles que praticam exercícios devem se proteger ingerindo o tipo certo de suplemento. As pesquisas realizadas na Faculdade de Medicina da Universidade de Washington, em St. Louis, forneceram credibilidade para esta teoria. Durante seis meses, 11 homens jovens receberam diariamente 600 UI de vitamina E, 1.000mg de vitamina C e 30mg (50.000 UI) de betacaroteno. Outros nove homens receberam comprimidos parecidos, porém inócuos (ou seja, um placebo).

No início dos estudos, todos os homens correram durante 35 minutos em uma esteira, e os radicais livres produzidos foram dosados. Quando eles foram examinados seis meses mais tarde, os indivíduos que tomaram antioxidantes formaram 17% a 36% menos de radicais livres do que aqueles que receberam placebo. (Veja *Nutrition Action Health Letter*, set. de 1993, e o *Journal of Applied Physiology*, 1993, Vol. 74, p. 965.)

Este estudo forneceu fortes evidências para a utilização de suplementos antioxidantes junto com os exercícios. Os suplementos antioxidantes utilizados mais freqüentemente pelos atletas são vitamina E, vitamina C, betacaroteno, selênio mineral e a coenzima Q-10. Médicos e cientistas observaram benefícios provenientes do suplemento antioxidante em pacientes com variadas condições patológicas associadas a um excesso de radicais livres, como a hipoxia (privação de oxigênio), isquemia (privação de suprimento sangüíneo para os tecidos) e lesões da reperfusão (o retorno súbito do sangue para tecidos que estiveram temporariamente privados de sangue).

A maioria dos estudos que examinou a lesão dos radicais livres enfocou a vitamina E, a vitamina C e o selênio. Por exemplo, constatou-se que o antioxidante naturalmente produzido, glutationa peroxidase (GSH), está enfraquecido ou reduzido no corpo quando existe uma deficiência de selênio mineral. Considero a ingestão de suplementos de selênio em quantidades de 50 a 100 microgramas por dia como uma prática aceitável, mas opcional. Mantenho-me conservador a este respeito, pois os estudos científicos ainda não estabeleceram firmemente que este tipo de suplementação ajude a aumentar as defesas do organismo de forma importante. Além disso, o excesso de selênio está associado a queda de cabelos e outros efeitos tóxicos. Recomendo, porém, com cautela, pequenas quantidades de selênio como um suplemento opcional devido à possível associação entre o mineral e os benefícios da GSH.

Por que a GSH é tão importante? Como parte de sua "força policial" antioxidante interna (endógena), a GSH se contrapõe aos efeitos nocivos do peróxido de hidrogênio. A GSH também controla o processo da peroxidação lipídica, que pode fazer com que as partículas do colesterol LDL "ruim" se oxidem. Você se lembra que a LDL oxidada contribui para a formação das "células de espuma", as quais, por sua vez, constituem a base da placa nos vasos sangüíneos, entupindo as artérias e causando ataques do coração.

As evidências científicas são mais sólidas para os benefícios da ingestão das vitaminas C e E através da alimentação ou na forma de suplementos. Em primeiro lugar, tenha em mente que a vitamina E é encontrada no colesterol LDL e serve como um importante sistema de defesa contra os radicais livres que ameaçam transformar as partículas de LDL em células de espuma. E lembre-se que a vitamina C potencializa os efeitos antioxidantes da vitamina E.

Os Drs. Scott Grundy e Ishwarlal Jialal, do Centro Médico da Universidade do Texas, em Dallas, verificaram no laboratório que as vitaminas C e E conseguem impedir a oxidação da LDL, o que pode ajudar na prevenção da aterosclerose. Além disso, vários estudos em animais mostraram que a deficiência da vitamina E se manifesta através de um aumento de até seis vezes no pentano existente no ar expirado (um parâmetro da atividade dos radicais livres), em contraste com os animais que possuem reservas suficientes de vitamina E.

Nos seres humanos, a maioria dos estudos científicos corrobora a idéia de que os suplementos de vitamina E protegem o organismo contra a lesão dos radicais livres induzida pelos exercícios. Em uma avaliação feita em 1987 pelo pesquisador Pincemail e seus colegas, os valores do pentano expirado diminuíram bastante com a suplementação de vitamina E.

Um relato publicado em 1993 na *Medicine and Science in Sports* mostrou que cinco minutos de um esforço a 100% produzia um aumento acentuado na produção de pentano expirado 20 minutos após o encerramento do exercício. Contudo, quando os participantes receberam 200mg de vitamina E diariamente durante três semanas, a produção de pentano durante este exercício extremo de alta intensidade se reduziu em 75%.

Em um outro estudo, feito por C. J. Dillard e colaboradores em 1978 e publicado no *Journal of Applied Physiology*, a ingestão de 600mg de vitamina E sintética (dl-alfa tocoferol) três vezes por semana, durante duas semanas, reduziu a produção de pentano dos participantes durante os exercícios. Nesta pesquisa, o exercício foi realizado em 75% da capacidade máxima dos participantes.

Note que a vitamina E sintética é indicada pela letra "l" após a letra "d", enquanto que a vitamina E natural é indicada apenas pela letra "d". Assim, qual o efeito da vitamina E natural (d-alfa tocoferol)?

De acordo com um estudo de 1989 feito por S. Sumida e colegas, publicado no *International Journal of Biochemistry*, forneceu-se aos participantes uma dose de 300mg de vitamina E natural diariamente durante quatro semanas. (Esta quantidade é a mesma que 300 UI de vitamina E.) Os achados? Quando os indivíduos que praticavam exercícios tomavam a vitamina E natural, exibiam uma produção menor de TBARS do que quando não o faziam.

Lembre-se: sempre que ocorre um aumento do pentano no ar expirado ou um aumento das TBARS no sangue, há evidências de que os radicais livres estão exercendo efeitos nocivos.

Podemos verificar que os suplementos antioxidantes possuem um efeito direto na redução da lesão produzida pelos radicais livres após os exercícios. Mas será que eles possuem um efeito adicional? Serão capazes de melhorar também o desempenho atlético?

Os Antioxidantes são Capazes de Melhorar o Desempenho Atlético?

Pelo menos um grupo de atletas — os alpinistas — teve bons resultados com a utilização dos suplementos de vitamina E. Em um estudo de 1988 feito pelos pesquisadores I. Simon-Schnass e H. Pabst, o grupo que recebeu um suplemento de 200 UI ao dia não manifestou o mesmo declínio no desempenho durante os exercícios vigorosos, em contraste com o grupo que não recebeu a vitamina. De acordo com o relato dos pesquisadores no *International Journal of Vitamin and Nutrition Research*, o grupo que recebeu suplementos também exibiu um menor aumento do conteúdo de pentano no ar expirado.

Em outros casos, a ingestão de suplementos antioxidantes não parece ter muito efeito sobre a capacidade de um melhor desempenho durante os exercícios. Por exemplo, um grupo testado pelo pesquisador S. Sumida em 1989 foi monitorado enquanto praticava exercícios até à exaustão, antes e após a ingestão de suplementos de vitamina E. Este grupo não exibiu diferenças na sua capacidade de processar o oxigênio ou no tempo de duração dos exercícios como resultado da ingestão dos suplementos. Similarmente, em estudos acerca de nadadores, um grupo que tomou suplementos de vitamina E não teve um desempenho melhor do que outro grupo que tomou apenas placebos.

No momento, não existem evidências de que os outros suplementos antioxidantes, como a vitamina C, o betacaroteno e a coenzima Q-10, melhorem o desempenho atlético. Em resumo, os suplementos, particularmente a vitamina E, podem oferecer alguma melhora no desempenho de alguns atletas. Porém, mesmo que você não seja capaz de aumentar a sua velocidade ou o seu vigor com os suplementos, o seu uso é sempre uma boa idéia para impedir a lesão oxidativa. Assim, quais os suplementos que devem ser tomados pelos indivíduos muito ativos?

Recomendação Antioxidante para os Indivíduos Ativos

Como vimos, existe forte evidência de que a vitamina C intensifique o efeito da vitamina E. O betacaroteno também está associado a uma menor incidência de câncer de pulmão e outras doenças relacionadas aos radicais livres. Qualquer tipo de exercício irá aumentar a sua produção de radicais livres. Assim, os suplementos antioxidantes são *obrigatórios* para os adultos que participam nos dois tipos de exercícios: (1) exercícios para a saúde e longevidade e (2) exercícios para aptidão atlética (quando se procura obter 50 ou mais pontos de aptidão por semana). Aqueles que se exercitam na faixa de baixa intensidade para a saúde e longevidade devem seguir a recomendação 1 para os suplementos. Aqueles que praticam os exercícios mais rigorosos de aptidão atlética devem seguir a recomendação 2 para os suplementos. Os suplementos devem ser ingeridos na seguintes quantidades:

Recomendação 1: Para a Saúde e Longevidade

Doses diárias de antioxidantes para aqueles que praticam exercícios de intensidade *inferior* a 80% da freqüência cardíaca máxima prevista ou em um nível abaixo dos 50 pontos de aptidão por semana:

- Vitamina E natural (d-alfa tocoferol): 400 UI para os indivíduos com 22 a 50 anos de idade; 600 UI para os indivíduos com mais de 50 anos
- Vitamina C (ascorbato): 1.000mg (500mg duas vezes ao dia) para mulheres; 1.500mg (750mg duas vezes ao dia) para homens com 22 a 50 anos de idade; 2.000mg (1.000mg duas vezes ao dia) para homens com mais de 50 anos
- Betacaroteno: 25.000 UI para indivíduos com 22 a 50 anos de idade; 50.000 UI para pessoas com mais de 50 anos

Nota: Estas recomendações são as mesmas para aqueles que não praticam exercícios (veja o Capítulo 6).

Recomendação 2: Para Aptidão Atlética

As doses diárias de antioxidantes para aqueles que se exercitam em um nível de intensidade superior a 80% de sua freqüência cardíaca máxima prevista, ou em um nível de 50 pontos de aptidão por semana ou mais:

- Vitamina E natural (d-alfa tocoferol): 1.200 UI
- Vitamina C (ascorbato): 2.000mg para mulheres; 3.000mg para homens (dividir em duas ou três doses por dia)
- Betacaroteno: 50.000 UI

Nota: Estas recomendações são as mesmas para os indivíduos que pesam mais de 90kg (ver Capítulo 6).

Como já foi mencionado, as evidências para a ingestão regular de selênio são escassas; por isso, considero este elemento opcional. A ingestão de doses diárias de 50 a 100 microgramas é aceitável para aqueles que desejam acrescentar este suplemento ao seu esquema sem produzir sintomas de uma dosagem excessiva.

A coenzima Q-10 é a "última novidade" como um possível suplemento antioxidante. Apenas alguns estudos indicaram efeitos benéficos desta enzima na prevenção do estresse oxidativo induzido pelos exercícios, e as evidências disponíveis possuem um peso bem menor do que as evidências que corroboram o uso da vitamina E. Entre os pesquisadores nesta área, existe um consenso de que a enzima Q-10 é capaz de intensificar a potência da vitamina E na proteção das membranas celulares contra a lesão oxidativa dos radicais livres, assim como a vitamina C. Entretanto, devido ao escasso apoio científico existente no momento acerca de seus benefícios, não recomendo o uso da coenzima Q-10 aos meus pacientes.

Agora, armados com estas informações acerca dos exercícios de baixa intensidade e também com as recomendações específicas para suplementos antioxidantes nos exercícios, vamos passar à descrição dos programas. Nas páginas seguintes deste capítulo, você irá encontrar tabelas e explicações para estes programas:

- Programa de caminhada rápida
- Tabelas para a contagem de pontos na caminhada aeróbica rápida
- Programa de caminhada na esteira
- Cinco exemplos de programas para a saúde e longevidade — caminhada regular, caminhada rápida, caminhada-corrida, ciclismo e natação
- Cinco exemplos de programas para aptidão atlética — caminhada, caminhada rápida, caminhada-corrida, ciclismo e natação

Atenção: Antes de dar início a um novo programa de exercícios como os aqui descritos, você deve passar por um exame clínico feito por um médico qualificado. Se você possuir uma história de problemas médicos, principalmente doenças do coração, a liberação médica é absolutamente indispensável.

Agora, escolha o programa que mais lhe agrade e comece a participar nos níveis de maior energia e aptidão! Iremos começar com uma descrição aprofundada do meu novo programa de marcha rápida, especialmente projetado para este livro.

Programa de Caminhada Rápida

A caminhada rápida — também conhecida como "marcha rápida" — ou, no sentido competitivo, "corrida de marcha", vem ganhando popularidade devido à sua eficácia na produção de resistência com um mínimo de lesões. Os estudos comparativos indicaram estes gastos energéticos comparáveis para a caminhada aeróbica e a corrida:

Caminhada	*Corrida*
11min/1.600m =	8min/1.600m
12min/1.600m =	9min/1.600m
13min/1.600m =	10min/1.600m
14min/1.600m =	11min/1.600m

Aqueles que caminham rapidamente queimam, na realidade, mais calorias por quilômetro do que os corredores, devido aos passos mais curtos, à necessidade de um número maior de passos para cobrir a mesma distância e à necessidade de um movimento vigoroso com os braços. A um ritmo de 1.600 metros em 12 minutos, os marchadores queimam 530 calorias por hora, enquanto que os corredores no mesmo passo queimam apenas 480 calorias por hora. Em outras palavras, caminhar em um ritmo de 1.600 metros em 12 minutos é um exercício mais vigoroso do que correr a esta velocidade. Se você não acredita, tente!

Uma vantagem importante da caminhada rápida é que ela produz menor desgaste do corpo. Com um calçado adequado, a caminhada representa um esporte que absorve o impacto, enquanto que a corrida sobrecarrega os tornozelos, os joelhos e as costas, aumentando as possibilidades de lesões.

Contudo, você deve se preparar para caminhar em velocidades mais rápidas. Como mencionei no início deste capítulo, no estudo de Duncan acerca de mulheres que caminhavam, são necessárias de seis a oito semanas para aprender as técnicas de caminhada e ser capaz de caminhar três a cinco quilômetros em um ritmo de 1.600 metros em 12 minutos.

Assim como em qualquer outro exercício regular, é muito importante realizar alongamentos e um aquecimento por três a cinco minutos. A melhor forma de se conseguir isto é caminhar em um passo moderado durante o período de aquecimento e também acrescentar exercícios para alongar os principais grupos musculares. Isto pode incluir alongamentos lentos do jarrete, alongamentos do tendão de Aquiles e flexões laterais. (Para uma descrição completa dos diferentes exercícios de alongamento, consulte o programa de flexibilidade no Capítulo 5.)

Após o aquecimento, inicie o seu programa caminhando em um ritmo de 1.600 metros em 20 minutos — um ritmo de aproximadamente 90 passos por minuto. Enquanto caminha, utilize a técnica correta descrita a seguir.

- Mantenha as costas retas, a cabeça erguida, e o queixo alinhado com os ombros.
- Flexione os braços em um ângulo reto no cotovelo e deixe que eles balancem paralelamente ao corpo ou em uma leve diagonal em relação ao corpo.

- A velocidade dos movimentos dos braços deve estar diretamente relacionada aos movimentos das pernas, permitindo que você aumente a velocidade da marcha. Jogue os braços para dar impulso à sua caminhada, mas mantenha-os relaxados e evite os movimentos exagerados.
- O calcanhar do seu pé dianteiro deve fazer contato com o solo antes do calcanhar do seu pé de trás se levantar. Em outras palavras, um dos pés deve estar sempre em contato com o solo. De outra forma, você estará correndo!
- A perna dianteira deverá estar com o joelho esticado quando o corpo passa por ela. Isto pode provocar movimentos exagerados do quadril, que são comuns em marchadores. Porém, quando se caminha em uma velocidade inferior a 1.600 metros em 12 minutos, não há necessidade de movimentos exagerados ou bizarros do quadril.
- Se você estiver caminhando em um terreno íngreme ou com ladeiras e desejar encerrar o exercício no ponto em que foi iniciado, gastará a mesma quantidade de energia e obterá a mesma quantidade de exercícios que uma pessoa que caminhe em uma superfície plana. A energia adicional necessária para subir é neutralizada pela menor energia necessária para descer.

Ao encerrar a sua caminhada, não pare abruptamente para descansar. Em vez disso, faça um resfriamento de aproximadamente cinco minutos. Esta fase envolve uma caminhada lenta e descontraída, além de alguns exercícios leves de alongamento.

Nota: A atividade dos braços necessária para a caminhada rápida exige um maior esforço do tronco do que o necessário durante a corrida. Para aumentar os benefícios da resistência, algumas pessoas utilizam pesos de 1 a 1,5kg em cada mão. Não recomendo pesos maiores, devido ao risco de lesão nos cotovelos, ombros ou costas.

Explicação para as Tabelas de Marcha Rápida

As tabelas nas páginas 88-89 estão divididas em três colunas principais. A coluna "Semana" se refere ao número de semanas que você está participando no programa. A coluna "Velocidade(km/h)" corresponde à velocidade em que você deve caminhar. "Min/1.600m" corresponde aos minutos que você gasta para percorrer 1.600 metros. A coluna "Tempo/distância" tem dupla finalidade, onde o primeiro número se refere ao tempo de caminhada em uma sessão, e o segundo, à distância total percorrida naquele tempo.

"Freq./semana" também é uma coluna dupla, onde o primeiro conjunto de números indica o número de vezes que você deve exercitar-se por semana neste nível para alcançar um nível de aptidão atlética. A segunda linha nesta coluna se refere ao número de vezes que você deve se exercitar por semana para alcançar um nível de aptidão que lhe garanta saúde e longevidade máxima.

A última coluna menciona os antioxidantes recomendados para protegê-lo contra o excesso de radicais livres durante os exercícios. Conforme indicado nas tabelas, você deve seguir a "Recomendação 1" para os suplementos (descrita no início deste capítulo) quando estiver trabalhando para atingir níveis de saúde-longevidade. Você deve seguir a "Recomendação 2" para os suplementos quando o seu trabalho visar a níveis de aptidão atlética.

Este programa pode ser utilizado em uma esteira motorizada se você obedecer às orientações para velocidade e tempo indicadas nas tabelas. Você também pode pôr em prática o seu programa em uma pista ou em um local onde as distâncias estejam medidas. Será necessário um relógio ou cronômetro com ponteiro de segundos ou com um indicador digital de segundos, para que você monitore o seu tempo e a distância. A cada semana, o seu objetivo será alcançar o tempo, a distância e a velocidade sugeridos até o final da semana. Se o seu objetivo for apenas conseguir um nível de aptidão para boa saúde e longevidade, não há necessidade de ultrapassar os níveis indicados para indivíduos com menos de 50 anos, ou ir além da 11ª semana no caso de pessoas com 50 anos ou mais.

Como Planejar o seu Programa Pessoal de Caminhada: Uma Explicação da Tabela de Pontos de Aptidão para a Caminhada Rápida

Para aqueles que desejam planejar o seu próprio programa de resistência, as tabelas de contagem de pontos nas páginas 91 a 96 serão de muito auxílio. Por exemplo, você talvez deseje caminhar uma distância relativamente longa em um dos dias da semana e distâncias mais curtas nos outros dias. Contudo, procure exercitar-se pelo menos três dias por semana, e distribua de maneira uniforme os pontos de aptidão que alcança ao longo da semana. Pode ser extremamente prejudicial para a sua saúde, e uma causa de produção de muitos radicais livres adicionais, tentar concentrar grande parte dos exercícios pesados em um único dia a cada semana.

Lembre-se, o seu objetivo é alcançar pelo menos 15 pontos por semana, se deseja usufruir de uma saúde adequada e aumentar sua longevidade, ou conseguir pelo menos 35 pontos por semana, caso deseje passar para uma faixa mais avançada de aptidão aeróbica. A menos que você seja um atleta competitivo, não há necessidade de superar os 50 pontos por semana.

Você notará que são fornecidos valores para os pontos de aptidão para distâncias e velocidades de caminhada entre 1.600 metros até 16 quilômetros. A primeira coluna à esquerda apresenta o tempo gasto na caminhada em horas, minutos e segundos. A segunda coluna indica o número de pontos que você obtém por aquele desempenho. A terceira coluna indica se você deve seguir a Recomendação 1 ou 2 para o uso de antioxidantes. Todas as orientações acerca da técnica e da necessidade de se obter aconselhamento médico são semelhantes às que devem ser seguidas em qualquer programa progressivo regular.

Programa Progressivo de Caminhada Rápida
(Para Pessoas com menos de 50 anos)

Semana	*Velocidade (Km/h)*	*Min./1.600 (metros)*	*Tempo/Distância (metros)*		*Freq./semana: Atlético*	*Saúde/ Longevidade*	*Suplem. Antiox.*
1	4,8	20min	20min	1.600	4-5X	3X	Rec. 1
2	5,2	18min 45s	22min 30s	2.000	4-5X	3X	
3	5,6	17min 30s	25min	2.400	4-5X	3X	
4	6,0	16min 15s	27min 30s	2.800	4-5X	3X	
5	6,4	15min	30min	3.200	4-5X	3X*	
6	6,8	14min 15s	28min 30s	3.200	4-5X		
7	7,2	13min 30s	27min	3.200	4-5X		
8	7,6	12min 45s	25min 30s	3.200	4-5X		
9	8,0	12min	24min	3.200	3-4X		
10	8,0	12min	27min	3.600	3-4X		Rec. 2
11	8,0	12min	30min	4.000	3-4X		
12	8,0	12min	33min	4.400	3-4X		
13	8,0	12min	36min	4.800	3-4X		

***Aqueles que desejam apenas obter saúde e longevidade não precisam ultrapassar o nível da 5ª semana.**

Programa Progressivo de Caminhada Rápida
(Para Pessoas com 50 anos ou mais)

Semana	*Velocidade (Km/h)*	*Min./1.600 (metros)*	*Tempo/Distância (metros)*		*Freq./ semana: Atlético*	*Saúde/ Longevidade*	*Suplem. Antiox.*
1	4,0	25min	25min	1.600	4-5X	3X	Rec. 1
2	4,4	22min 30s	22min 30s	1.600	4-5X	3X	
3	4,8	20min	20min	1.600	4-5X	3X	
4	4,8	20min	20min	1.600	4-5X	3X	
5	5,2	18min 45s	22min 30s	2.000	4-5X	3X	
6	5,2	18min 45s	22min 30s	2.000	4-5X	3X	
7	5,6	17min 30s	25min	2.400	4-5X	3X	
8	5,6	17min 30s	25min	2.400	4-5X	3X	
9	6,0	16min 15s	27min 30s	2.800	4-5X	3X	
10	6,0	16min 15s	27min 30s	2.800	4-5X	3X	
11	6,4	15min	30min	3.200	4-5X	3X*	
12	6,4	15min	37min 30s	4.000	4-5X		Rec. 2
13	6,8	14min 15s	28min 30s	3.200	4-5X		
14	6,8	14min 15s	35min 30s	4.000	4-5X		
15	7,2	13min 30s	27min	3.200	4-5X		
16	7,2	13min 30s	33min 45s	4.000	4-5X		

***Aqueles que desejam apenas obter saúde e longevidade não precisam ultrapassar o nível da 11ª semana.**

Programa de Exercício Progressivo com Caminhada na Esteira

O programa de exercícios seguinte foi especialmente planejado para utilização em uma esteira. O ritmo de aumento na intensidade dos exercícios foi preparado para pessoas com 50 anos ou mais. Os adultos nesta faixa etária devem iniciar o programa na primeira semana. Pessoas mais jovens podem iniciar em uma semana mais avançada do programa se perceberem que conseguem lidar facilmente com o nível de exercícios mais elevado. Qualquer que seja a sua idade, você deve apenas caminhar, e não correr, enquanto estiver neste programa.

Como nos outros casos, é necessário obter liberação médica antes de iniciar o programa, particularmente se você planeja ir além das quatro semanas. No caso de você possuir uma história com problemas médicos — especialmente doenças do coração —, a liberação médica torna-se obrigatória.

Se o seu objetivo estiver restrito a obter uma boa saúde e longevidade, não há necessidade de ir além da 12ª semana. Caso o seu objetivo seja a aptidão atlética, avance até a 16ª semana e mantenha-se neste nível.

A coluna "Semana" indica o número de semanas que você deve permanecer no programa. Procure alcançar a velocidade e o tempo indicados na mesma linha em questão. A coluna "Velocidade" refere-se ao ritmo em que você deve caminhar em km/h. A coluna "Inclinação" corresponde ao ajuste que você deve colocar na esteira para simular uma caminhada em terreno plano ou uma subida em ladeira. O "Tempo" está em minutos e segundos. A coluna "Freq./Semana" contém duas partes: a linha de "Aptidão Atlética" para aqueles que desejam um nível superior de aptidão, e a linha "Saúde/Longevidade". A linha "Antioxidantes" mostra se você deve tomar os suplementos antioxidantes de acordo com a Recomendação 1 ou Recomendação 2, descritas no início deste capítulo.

Contagem de Pontos para a Caminhada Rápida
1.600 Metros

Tempo	Pontos	Suplem. Antioxidante Rec.
acima de 20min	0	Rec. 1
20min-15min 01s	1,0	
15min-14min 16s	2,0	
14min 15s-13min 31s	2,75	
13min 30s-12min 46s	3,5	
12min 45s-12min 01s	4,25	
12min-11min 16s	5,0	Rec. 2
11min 15s-10min 31s	5,75	
10min 30s ou menos	6,50	

2.400 Metros

Tempo	Pontos	Suplem. Antioxidante Rec.
acima de 30min	0,5	Rec. 1
30min-22min 31s	2,0	
22min 30s-21min 26s	3,5	
21min 25s-20min 16s	4,60	
20min 15s-18min 56s	5,75	
18min 55s-18min 01s	6,90	
18min-16min 56s	8,0	Rec. 2
16min 55s-15min 46s	9,0	
15min 45s ou menos	10,25	

3.200 Metros

Tempo	Pontos	Suplem. Antioxidante Rec.
acima de 40min	1,0	Rec. 1
40min-30min 01s	3,0	
30min-28min 31s	5,0	
28min 30s-27min 01s	6,5	
27min-25min 31s	8,0	
25min 30s-24min 01s	9,5	
24min-22min 31s	11,0	Rec. 2
22min 30s-21min 01s	12,5	
21min ou menos	14,0	

4.000 Metros

Tempo	Pontos	Suplem. Antioxidante Rec.
acima de 50min	1,5	Rec. 1
50min-37min 31s	4,5	
37min 30s-35min 36s	6,5	
35 min 35s-33min 46s	8,40	
33min 45s-31min 51s	10,0	
31min 50s-30min 01s	12,0	
30min-28min 11s	14,0	Rec. 2
28min 10s-26min 16s	16,0	
26min 15s ou menos	18,0	

4.800 Metros

Tempo	Pontos	Suplem. Antioxidante Rec.
acima de 60min	2,0	Rec. 1
60min-45min 01s	5,0	
45min-42 min 46s	8,0	
42min 45s-40min 31s	10,25	
40min 30s-38min 16s	12,5	
38min 15s-36min 01s	14,75	Rec. 2
36min-33min 46s	17,0	
33min 45s-31min 31s	19,25	
31min 30s ou menos	21,5	

6.400 Metros

Tempo	Pontos	Suplem. Antioxidante Rec.
acima de 1h 20min	3,0	Rec. 1
1h 20min-60min 1s	7,0	
60min-56min 46s	11,0	
56min 45s-54min 01s	14,0	
54min-51min 01s	17,0	Rec. 2
51min-48min 01s	20,0	
48min-45min 01s	23,0	
45min-42min 01s	26,0	
42min ou menos	29,0	

8.000 Metros

Tempo	Pontos	Suplem. Antioxidante Rec.
acima de 1h 40min	4,0	Rec. 1
1h 40min-1h 15min 01s	9,0	
1h 15min-1h 10min 16s	14,0	
1h 10min 15s-1h 07min 31s	17,75	Rec. 2
1h 07min 30s-1h 03min 46s	21,50	
1h 03min 45s-60min 01s	25,25	
60min-56min 16s	29,0	
56min 15s-52min 31s	32,75	
52min 30s ou menos	36,5	

9.600 Metros

Tempo	Pontos	Suplem. Antioxidante Rec.
acima de 2h	5,0	Rec. 1
2h-1h 30min 01s	11,0	
1h 30min-1h 25min 31s	12,0	Rec. 2
1h 25min 30s-1h 21min 01s	21,5	
1h 21min-1h 16min 31s	26,0	
1h 16min 30s-1h 12min 01s	30,5	
1h 12min-1h 07min 31s	35,00	
1h 07min 30s-1h 03min 01s	39,5	
1h 03min	44,0	

11,2 Quilômetros

Tempo	Pontos	Suplem. Antioxidante Rec.
acima de 2h 20min	6,0	Rec. 1
2h 20min-1h 45min 01s	13,0	Rec. 2
1h 45min-1h 39min 46s	20,0	
1h 39min 45s-1h 34min 31s	25,25	
1h 34min 30s-1h 29min 16s	30,50	
1h 29min 15s-1h 24min 01s	35,75	
1h 24min-1h 18min 46s	41,0	
1h 18min 45s-1h 13min 31s	46,25	
1h 13min 30s ou menos	51,5	

12,8 Quilômetros

Tempo	Pontos	Suplem. Antioxidante Rec.
acima de 2h 40min	7,0	Rec. 2
2h 40min-2h 01s	15,0	
2h-1h 54min 01s	23,0	
1h 54min-1h 48min 01s	29,0	
1h 48min-1h 42min 01s	35,0	
1h 42min-1h 36min 01s	41,0	
1h 36min-1h 30min 01s	47,0	
1h 30min-1h 24min 01s	53,0	
1h 24min ou menos	59,0	

14,4 Quilômetros

Tempo	Pontos	Suplem. Antioxidante Rec.
acima de 3h	8,0	Rec. 2
3h-2h 15min 01s	17,0	
2h 15min-2h 08min 16s	26,0	
2h 08min 15s-2h 01min 31s	32,75	
2h 01min 30s-1h 54min 46s	39,15	
1h 54min 45s-1h 48min 01s	46,25	
1h 48min-1h 41min 16s	53,0	
1h 41min 15s-1h 34min 31s	59,75	
1h 34min 30s ou menos	66,5	

16 Quilômetros

Tempo	Pontos	Suplem. Antioxidante Rec.
acima de 3h 20min	9,0	Rec. 2
3h 20min-2h 30min 01s	19,0	
2h 30min-2h 22min 31s	29,0	
2h 22min 30s-2h 15min 01s	36,5	
2h 15min-2h 07min 31s	44,0	
2h 07min 30s-2h 01min	51,5	
2h-1h 52min 31s	59,0	
1h 52min 30s-1h 45min 01s	66,5	
1h 45min ou menos	74,0	

Cinco Exemplos de Programas para Aptidão Física e Longevidade

Os cinco programas nas páginas 97 a 100 – marcha regular, marcha rápida, caminhada-corrida, ciclismo e natação – foram planejados para as pessoas que desejam manter um nível de aptidão que permita aumentar ao máximo o potencial para uma boa saúde e longevidade. Cada um dos programas é construído de forma a permitir que o participante consiga pelo menos 15 pontos de aptidão, o mínimo para alcançar este grau de aptidão.

Supõe-se nestes programas que você já tenha alcançado um nível de aptidão que permita percorrer as distâncias nos tempos previstos e nas freqüências semanais indicadas. Se você, no momento, é uma pessoa completamente sedentária ou não se acha capaz de realizar os exercícios nos níveis recomendados, utilize um dos programas anteriores de exercícios progressivos para aumentar o seu grau de aptidão até o nível necessário para saúde e longevidade.

Recomendo que você pratique os exercícios pelo menos três vezes por semana, porém é possível alcançar a aptidão física e longevidade e os 15 pontos semanais realizando exercícios em sessões mais prolongadas ou mais rápidas duas vezes por semana.

Como em qualquer outro novo programa de exercícios, você deve passar por um exame clínico completo feito por um médico qualificado antes de dar início a qualquer um destes esquemas.

Exemplo de Programa de Caminhada para Saúde e Longevidade

Percorrer 3.200 metros em menos de 40 minutos, cinco vezes por semana = 15 pontos de aptidão

Percorrer 3.200 metros em menos de 35 minutos, quatro vezes por semana = 16 pontos

Percorrer 3.200 metros em menos de 30 minutos, três vezes por semana = 15 pontos

Percorrer 4.800 metros em menos de 45 minutos, duas vezes por semana = 16 pontos

Tabelas para a Caminhada Progressiva na Esteira (todas as idades)

Semana	*Velocidade (Km/h)*	*Inclinação*	*Tempo*	*Freq./ semana: Atlético*	*Saúde/ Longevidade*	*Suplem. Antiox.*
1	4,0-4,8	Plano	20min	5X	3X	Rec. 1
2	4,0-4,8	Plano	20min	5X	3X	
3	4,8	Plano	22min 30s	5X	3X	
4	4,8	Plano	25min	5X	3X	
5	5,2	Plano	22min 30s	5X	3X	
6	5,2	Plano	25min	5X	3X	
7	5,6	Plano	22min 30s	5X	3X	
8	5,6	Plano	25min	5X	3X	
9	6,0	Plano	25min	5X	3X	
10	6,0	Plano	27min 30s	5X	3X	
11	6,4	Plano	27min 30s	5X	3X	
12	6,4	Plano	30min	5X	3X*	

(menos de 50 anos de idade)

Semana	*Velocidade (Km/h)*	*Inclinação*	*Tempo*	*Freq./ semana: Atlético*	*Saúde/ Longevidade*	*Suplem. Antiox.*
13	6,4 ou 6,4	Plano 2,5%	30min 30min	5X 4X		Rec. 2
14	6,4 ou 6,4	Plano 2,5%	35min 35min	5X 4X		
15	6,4 ou 6,4	Plano 5,0%	40min 40min	5X 4X		
16	6,4 ou 6,4	Plano 5,0%	45min 45min	5X 4X		

*Aqueles que desejam apenas obter saúde e longevidade não precisam ultrapassar o nível da 12ª semana

Exemplo de Programa de Marcha Aeróbica para Saúde e Longevidade

Percorrer 2.400 metros em menos de 20 minutos e 15 segundos, três vezes por semana = 17,25 pontos
Percorrer 3.200 metros em menos de 28 minutos e 30 segundos, três vezes por semana = 19,5 pontos
Percorrer 3.200 metros em menos de 27 minutos, duas vezes por semana = 16 pontos
Percorrer 4.000 metros em menos de 35 minutos e 35 segundos, 2 vezes por semana = 16,8 pontos

Exemplo de Programa com Caminhadas e Corridas para Saúde e Longevidade

Percorrer 2.400 metros em menos de 18 minutos, três vezes por semana = 15 pontos
Percorrer 3.200 metros em menos de 20 minutos, duas vezes por semana = 18 pontos
Percorrer 4.000 metros em menos de 30 minutos, duas vezes por semana = 18 pontos

Exemplo de Programa de Ciclismo para Saúde e Longevidade

Percorrer 8 quilômetros em menos de 30 minutos, cinco vezes por semana = 17,5 pontos
Percorrer 8 quilômetros em menos de 20 minutos, três vezes por semana = 18 pontos
Percorrer 9,6 quilômetros em menos de 36 minutos, quatro vezes por semana = 18 pontos
Percorrer 11,2 quilômetros em menos de 42 minutos, três vezes por semana = 16,5 pontos

Exemplo de Programa de Natação para Saúde e Longevidade

Nadar 450 metros em menos de 16 minutos e 40 segundos, cinco vezes por semana = 15,6 pontos
Nadar 450 metros em menos de 12 minutos e 30 segundos, quatro vezes por semana = 16,7 pontos
Nadar 550 metros em menos de 15 minutos, três vezes por semana = 15 pontos
Nadar 700 metros em menos de 20 minutos, duas vezes por semana = 15,3 pontos

Cinco Exemplos de Programa para Aptidão Atlética

Os cinco programas seguintes — marcha regular, marcha rápida, caminhada-corrida, ciclismo e natação — se destinam àqueles que desejam manter um nível de aptidão que aumente ao máximo sua capacidade atlética e usufruir a sensação de bem-estar e outros benefícios associados a este nível avançado de condicionamento. Cada um dos programas permite que o participante obtenha pelo menos 35 pontos de aptidão, o mínimo a ser alcançado com este nível de aptidão. Você irá notar que nenhum dos programas excede 50 pontos semanais de aptidão — o limite máximo, acima do qual a produção dos radicais livres aumenta significativamente durante os exercícios.

Nestes programas, supõe-se que você já tenha alcançado um nível de aptidão que permita cobrir as distâncias nos tempos previstos e nas freqüências semanais indicadas. Se você, no momento, é uma pessoa completamente sedentária ou não se acha capaz de realizar os exercícios nos níveis recomendados, deve utilizar um dos programas anteriores de exercícios progressivos para aumentar o seu nível de aptidão até o nível necessário de aptidão atlética.

Minha recomendação é que você pratique os exercícios pelo menos quatro vezes por semana; porém, é possível alcançar a aptidão atlética e os 35 pontos semanais realizando exercícios em sessões mais prolongadas ou mais rápidas três vezes por semana.

Como em qualquer outro novo programa de exercícios, você deve passar por um exame clínico completo, feito por um médico qualificado, antes de dar início a qualquer um destes esquemas.

Exemplo de Programa de Marcha para Aptidão Atlética

Percorrer 4.800 metros em menos de 45 minutos, cinco vezes por semana = 40 pontos
Percorrer 5.600 metros em menos de 52 minutos e 30 segundos, quatro vezes por semana = 38 pontos
Percorrer 6.400 metros em menos de 60 minutos, quatro vezes por semana = 44 pontos
Percorrer 8 quilômetros em menos de 75 minutos, três vezes por semana = 42 pontos

Exemplo de Programa de Marcha Aeróbica para Aptidão Atlética

Percorrer 3.200 metros em menos de 27 minutos, cinco vezes por semana = 40 pontos
Percorrer 3.200 metros em menos de 25 minutos e 30 segundos, quatro vezes por semana = 38 pontos
Percorrer 4.000 metros em menos de 35 minutos e 35 segundos, quatro vezes por semana = 34 pontos
Percorrer 4.800 metros em menos de 40 minutos e 30 segundos, três vezes por semana = 37,5 pontos
Percorrer 6.400 metros em menos de 56 minutos e 45 segundos, três vezes por semana = 42 pontos

Exemplo de Programa de Caminhada-Corrida para Aptidão Atlética

Percorrer 3.200 metros em menos de 24 minutos, cinco vezes por semana = 35 pontos

Percorrer 3.200 metros em menos de 20 minutos, quatro vezes por semana = 36 pontos
Percorrer 4.000 metros em menos de 30 minutos, quatro vezes por semana = 36 pontos
Percorrer 4.000 metros em menos de 25 minutos, três vezes por semana = 34,5 pontos
Percorrer 4.800 metros em menos de 30 minutos, três vezes por semana = 42 pontos

Exemplo de Programa de Ciclismo para Aptidão Atlética

Percorrer 8 quilômetros em menos de 20 minutos, seis vezes por semana = 36 pontos
Percorrer 9,6 quilômetros em menos de 24 minutos, cinco vezes por semana = 37,5 pontos
Percorrer 11,2 quilômetros em menos de 28 minutos, quatro vezes por semana = 36 pontos
Percorrer 12,8 quilômetros em menos de 32 minutos, quatro vezes por semana = 42 pontos
Percorrer 16 quilômetros em menos de 40 minutos, três vezes por semana = 40,5 pontos

Exemplo de Programa de Natação para Aptidão Atlética

Nadar 680 metros em menos de 18 minutos e 45 segundos, cinco vezes por semana = 35 pontos
Nadar 730 metros em menos de 20 minutos, cinco vezes por semana = 38,3 pontos
Nadar 820 metros em menos de 22 minutos e 30 segundos, quatro vezes por semana = 36 pontos
Nadar 915 metros em menos de 33 minutos e 20 segundos, quatro vezes por semana = 33 pontos
Nadar 1.100 metros em menos de 30 minutos, três vezes por semana = 39 pontos

5

Programa de Fortalecimento

Ao longo de um dia de trabalho, há pouco tempo, escutei as seguintes queixas de pacientes e amigos:

- Uma nutricionista de 58 anos de idade, que havia retornado de uma viagem a uma região montanhosa onde havia caminhado bastante em descidas, se queixava de dor nos pés e nas canelas.
- Um vendedor de 34 anos mencionou que suas coxas, virilhas e nádegas estavam tensas e doloridas em conseqüência de uma corrida rápida que ele havia feito alguns dias atrás, como parte de um treinamento de rotina. (O seu esquema de treinamento consistia em uma alternância de corridas anaeróbicas rápidas do tipo *sprint* com um trabalho mais lento em longas distâncias.)
- Um gerente de fábrica de 45 anos mal conseguia levantar os braços acima da cabeça após ter feito algumas flexões pela primeira vez desde o tempo da faculdade.
- Uma senhora de 68 anos passou a sentir uma dor excruciante, um dia após ter gasto uma hora arrumando os móveis em sua casa.
- Uma advogada de 29 anos, que havia iniciado um programa de treinamento com pesos, se queixava de diversas dores em vários lugares e questionava se os exercícios estavam de fato fazendo bem à sua saúde.

De fato, o exercício muscular pode *não* ser bom para sua saúde, particularmente quando seu corpo está despreparado para lidar com tarefas físicas extraordinárias. O problema é semelhante ao que confrontamos durante os exercícios de resistência excessivos e de alta intensidade: curtos períodos de trabalho pesado ou de movimentos físicos que superam o esforço habitualmente realizado pelos seus músculos e articulações podem gerar múltiplos problemas, inclusive a liberação de radicais livres. Os radicais associados a estes músculos extenuados podem, por sua vez, oferecer um risco adicional de uma infinidade de doenças.

Quais os Sinais de Lesão Causada pelos Radicais Livres durante Esforços?

Embora a maioria dos estudos acerca da lesão produzida pelos radicais livres, os antioxidantes e os exercícios tenha enfocado os exercícios de resistência de alta intensidade, vários achados e observações sugestivas também surgiram implicando os esforços excessivos.

Uma premissa básica, muito bem formulada pelo pesquisador Vishwa N. Singh em um simpósio de 1992 publicado pelo Instituto Americano de Nutrição, diz o seguinte:

> Há uma lógica científica para os exercícios extenuantes terem o potencial de levar a uma produção excessiva de radicais livres (...) Várias linhas de pesquisas indicam que, entre outros fatores, a lesão causada pelos radicais livres pode contribuir para a etiologia de doenças crônicas, como o câncer, as doenças cardiovasculares, cataratas etc.

Um estudo britânico que corroborou esta afirmativa analisou pacientes com idades entre 25 e 78 anos, portadores de artrite reumatóide e problemas na articulação do joelho. Os participantes, a maioria dos quais eram mulheres, realizaram uma contração isométrica do quadríceps durante dois minutos. Em outras palavras, elas contraíram os músculos da coxa com a maior força possível durante o período de tempo programado. Em seguida, os líquidos do joelho foram analisados para determinar se havia sinais de TBARS, o resíduo que indica a presença de radicais livres.

O pesquisador Peter Merry e seus associados na Faculdade de Medicina do Hospital de Londres chegaram à seguinte conclusão, publicada em 1991 no *American Journal of Clinical Nutrition*: "O estudo demonstra que a contração isométrica do quadríceps produz níveis significativamente elevados de TBARS no líquido sinovial de articulações inflamadas, quando comparado com valores antes do exercício, em todos os momentos estudados após o exercício."

Portanto, a lesão causada pelos radicais livres é uma simples conseqüência do ato de colocar uma pressão extra nas articulações e nos músculos durante o exercício. Além disso, o fenômeno da "isquemia/reperfusão" discutido no capítulo anterior também pode ter influência. Ou seja, ao exercitar intensamente um grupo de músculos, você desvia temporariamente o sangue das articulações e tecidos próximos ("isquemia", ou privação de oxigênio e sangue). Quando a atividade cessa, o sangue retorna para os tecidos isquemiados ("reperfusão"). Este processo desencadeia uma descarga de radicais livres e aumenta a possibilidade de danos nas células do organismo.

A isquemia/reperfusão ocorre durante os exercícios de força máxima, como nas competições de remo, onde se utiliza mais oxigênio do que o assimilado à medida que os ombros, braços, costas e pernas são solicitados ao máximo. No simpósio "Antioxidantes e o Atleta de Elite", realizado no Congresso de Medicina Esportiva, em Dallas, em maio de 1992, um dos participantes, Mitchell Kanter, fez um alerta acerca da influência deste tipo de atividade exaustiva, como o remo, sobre o corpo. Ele afirmou que a "atividade supermáxima tinha o potencial de produzir uma situação transitória de isquemia/reperfusão que, em outras situações, sabidamente aumenta em muito os radicais livres".

Kanter também afirmou que "com este tipo de exercício é bem provável que haja necessidade de uma maior proteção antioxidante". Foi exatamente este aspecto que outros cientistas exploraram na avaliação da possível lesão orgânica causada pelo exercício baseado na força.

No Instituto Australiano de Esportes em Canberra, na Austrália, o Dr. Ian Gilliam participou em um estudo com vários grupos de excelentes atletas, incluindo esquiadores de longa distância e triatletas, que precisam de muita força muscular e disposição, e também de resistência aeróbica. Para um grupo de atletas, ele forneceu um placebo, e para o outro, foram administrados suplementos antioxidantes diários nas seguintes quantidades: 1.000 UI de vitamina E e 1.000mg de vitamina C. Os atletas que tomaram os suplementos exibiram uma redução de 25% na lesão tissular, medida através de diminuições nas enzimas associadas ao treinamento excessivo.

Gilliam e seus colegas concluíram: "Isto indica que as membranas no músculo, incluindo o músculo cardíaco, sofreram menor lesão oxidativa quando os atletas receberam suplementos. A diminuição na lactato desidrogenase [uma enzima relacionada ao treinamento excessivo] sugere que as hemácias também sofram uma agressão menor."

Em um estudo afim, Gilliam e seu grupo testaram o efeito do exercício exaustivo sobre os níveis de testosterona dos atletas. Em geral, este hormônio diminui acentuadamente durante o treinamento pesado. Em atletas que recebem suplementos, porém, ele descobriu que os níveis de testosterona eram muito mais elevados do que naqueles que receberam placebo. Ele concluiu: "Este achado é bastante interessante, pois significa que com a suplementação antioxidante os músculos conseguem se recuperar e regenerar mais rapidamente após o exercício."

Os alpinistas, que, sob muitos aspectos, constituem o expoente máximo dos atletas que precisam de muita força, devem possuir músculos altamente condicionados em seu corpo para apresentar um bom desempenho nesse esporte. Um estudo feito por I. Simon-Schnass e H. Pabst, publicado em 1988 no *International Journal of Vitamin and Nutrition Research*, confirmou que esta atividade bastante exigente, quando realizada em altitudes elevadas, resulta em um aumento da produção de pentano no ar expirado. Como sabemos, o pentano é um indicador da presença de radicais livres. Todavia, quando os alpinistas ingeriram suplementos diários de 200mg de vitamina E sintética durante quatro semanas, a sua produção de pentano diminuiu e o desempenho melhorou.

Em um estudo relacionado, do Centro de Pesquisa Nutricional Humana sobre o Envelhecimento, do Departamento de Agricultura da Universidade Tufts, em Boston, os pesquisadores notaram que os suplementos de vitamina E conseguem prevenir grande parte das lesões dos radicais livres produzidos após exercícios pesados. Neste estudo, os pesquisadores administraram 800 UI de vitamina E durante sete dias a metade dos participantes, e placebo à outra metade. Foi solicitado aos participantes que corressem ladeira abaixo em uma esteira durante 45 minutos. Como se sabe, este tipo de esforço é capaz de deixar os músculos da perna doloridos, pois não é comum caminhar ladeira abaixo durante um período tão prolongado.

Os resultados, publicados em outubro de 1992, revelaram que os participantes que receberam placebo se queixaram de dores significativas após o esforço. Já as pessoas que tomaram a vitamina E se queixaram de muito menos dor e produziram uma quantidade menor de substâncias químicas no organismo associadas a inflamação e utilização excessiva dos músculos.

Existe alguma forma de saber se você está exagerando no seu treinamento? Existem sinais específicos capazes de nos alertar para a necessidade de ajustar ou interromper a nossa rotina? Aqui vão algumas orientações que serão úteis para evitar a "síndrome do treinamento excessivo".

Como Evitar a Síndrome do Treinamento Excessivo

O ponto de vista médico acerca do treinamento excessivo foi apresentado claramente em uma mesa redonda durante o 39º Encontro Anual do Colégio Americano de Medicina Esportiva, no dia 27 de maio de 1992, em Dallas. Naquela ocasião, Ian Gilliam, do Instituto Phillip de Tecnologia na Austrália, afirmou:

> A síndrome do treinamento excessivo se caracteriza por um espectro de indicadores clínicos. Alguns dos mais importantes são: diminuição na testosterona; elevação do cortisol [um hormônio esteróide secretado pelas glândulas supra-renais]; diminuição da proporção testosterona/cortisol; hemólise [destruição das hemácias]; anemias; queda do desempenho; elevação das enzimas citoplasmáticas [existentes fora do núcleo de uma célula]; e, em mulheres: amenorréia [ausência de menstruação].

Em termos práticos, você deve prestar atenção a esta lista de sinais que indicam uma condição de treinamento excessivo e provavelmente um aumento de radicais livres. Estes dados foram compilados pelo Dr. Neil F. Gordon, no Instituto Cooper de Pesquisa em Aeróbica:

- Alterações no sono, especialmente insônia
- Período de cicatrização mais prolongado para pequenos cortes e arranhões
- Queda na pressão arterial e tonteira ao se levantar
- Distúrbios gastrintestinais, especialmente diarréia
- Emagrecimento gradual na ausência de dietas ou aumento na atividade física
- Aumento acima do normal na freqüência cardíaca durante uma sessão rotineira de exercícios
- Sensação de peso ou moleza nas pernas durante os exercícios
- Diminuição da acuidade mental e do desempenho ou incapacidade para se concentrar
- Incapacidade de completar sessões rotineiras de treinamento que não ofereciam dificuldades anteriormente
- Aumento superior a 10 batimentos por minuto na freqüência cardíaca em repouso (contados no início da manhã)
- Sede excessiva e consumo de líquidos à noite
- Maior suscetibilidade a infecções, alergias, dores de cabeça e acidentes
- Letargia, inquietude e cansaço
- Diminuição do apetite
- Perda geral do entusiasmo, estímulo e da motivação (nos atletas ou outras pessoas que geralmente sentem alegria com os exercícios, esta falta de interesse e incentivo se estende para os esportes).
- Perda da libido ou do interesse no sexo
- Ausência ou irregularidade menstrual em mulheres antes da menopausa
- Dores musculares e articulares
- Moleza que persiste por mais de 24 horas após uma tarefa
- Inchação de gânglios linfáticos

Estes sinais indicam que você talvez esteja se exercitando exageradamente. Se perceber um ou mais deles e suspeitar que o excesso de exercício talvez seja a causa, procure reduzir as suas sessões de treinamento e veja o que acontece. Se o problema for solucionado, você não terá melhorado o seu bem-estar, como também terá reduzido a sua exposição a radicais livres destrutivos.

O Dilema do Treinamento para se Fortalecer

Torna-se óbvio que um grande número de evidências nos alerta para o perigo do excesso de esforço muscular e o estímulo para uma produção excessiva de radicais livres, o que nos faz correr um risco maior de adquirir uma doença. Contudo, outras linhas de pesquisa demonstram de maneira definitiva que o treinamento para se fortalecer é essencial para uma boa saúde, especialmente à medida que envelhecemos.

Como mencionei em meu livro *Como Prevenir a Osteoporose* (1989), após os 30 anos passamos a perder nossa massa óssea a um ritmo de aproximadamente 1% por ano, e este ritmo se acelera nas mulheres que ultrapassaram a menopausa. Um passo importante para prevenir a perda óssea é o exercício regular com pesos, como o treinamento para se fortalecer, discutido neste capítulo.

Ademais, é fundamental para todos os adultos, independentemente de seu risco de osteoporose, obedecer a um programa regular de treinamento para se fortificar, a fim de preservar a sua capacidade física básica. Uma das grandes tragédias de nossa sociedade é conseguir aumentar a longevidade de homens e mulheres sem lhes ensinar como reter a sua capacidade de atuar independentemente. Uma pessoa comum passa aproximadamente uma década de sua vida com algum tipo de incapacidade antes de morrer, e quase sempre a deterioração da capacidade física pode ser prevenida ou pelo menos minimizada com um programa regular de fortalecimento.

Aí surge o dilema: Se você se esforçar excessivamente ou exigir de seu corpo além da capacidade dos seus músculos, gerará um excesso de radicais livres que aumentará o seu risco de uma doença grave. Se, por outro lado, você não praticar exercícios de fortalecimento, perceberá que sua capacidade funcional irá diminuir até graus inaceitáveis à medida que envelhece. Qual a solução?

A resposta pode ser encontrada em três áreas:

1. Você deve selecionar alimentos com elevado teor dos antioxidantes vitamina E, vitamina C e betacaroteno. O Capítulo 7 irá mostrar como fazer isto.

2. Você deve incorporar um programa personalizado de suplementação antioxidante em sua rotina diária, conforme descrito no Capítulo 6. Os estudos mencionados antes mostram quão importante é a utilização de suplementos quando se está realizando um trabalho de fortalecimento.

3. Você deve iniciar um programa progressivo de fortalecimento de baixa intensidade com a finalidade de preparar o seu corpo para a maioria das exigências físicas previstas ou imprevistas ao longo de um dia normal. O esquema seguinte foi projetado para aumentar a sua flexibilidade e força, de forma que você consiga tolerar as exigências que inevitavelmente serão postas sobre os seus músculos e ossos durante as atividades cotidianas.

Programa de Fortalecimento para a Revolução Antioxidante

O seguinte programa de fortalecimento está dividido em três partes: exercícios de flexibilidade, exercícios calistênicos e exercícios com pesos e aparelhos. Cada programa foi projetado para aumentar *gradualmente* a sua força e flexibilidade. Lembre-se: um trabalho muito intenso ou exigente, como praticar exercícios até a exaustão ou tentar levantar o máximo de peso possível em uma ou duas repetições, pode aumentar não apenas o tamanho e a força de sua musculatura, mas também a descarga de radicais livres no seu corpo. Portanto, obedeça ao programa conforme a orientação e avance sistemática e gradualmente de um grau de intensidade para o grau seguinte. Não ceda à tentação de "mostrar quão forte você é".

Os exercícios foram tirados de *The Strength Connection* e de outros manuais produzidos e publicados pelo Instituto Cooper de Pesquisa em Aeróbica, em Dallas. Cada exercício individual é acompanhado de instruções, mas, em primeiro lugar, você deve se adaptar a um plano personalizado para flexibilidade-fortalecimento. Aqui estão algumas sugestões para conseguir isto.

Pratique exercícios de flexibilidade e fortalecimento pelo menos duas ou três vezes por semana, de preferência nos seus dias de "folga", quando não está realizando os exercícios de resistência. Procure destinar 20 a 30 minutos para cada sessão de flexibilidade-fortalecimento. Um terço do seu tempo deve ser gasto nos exercícios de flexibilidade, e os dois terços restantes no trabalho de fortalecimento.

Siga com atenção as instruções para cada exercício, a fim de se manter em um programa progressivo e gradual. Torno a lembrar: não tente ir rápido demais, ou poderá sofrer lesões ou desconforto causado por músculos doloridos.

Procure exercitar cada um dos grupamentos musculares principais (por exemplo, o tórax, braços, abdome e coxas) durante cada sessão; não é necessário, porém, realizar os mesmos exercícios em todas as sessões. Sinta-se livre para variar a sua rotina; esta é uma boa maneira de aumentar a sua força e flexibilidade *e* manter o seu interesse aguçado. Exercícios semelhantes e às vezes coincidentes foram incluídos para injetar alguma variedade e ainda assim trabalhar adequadamente todas as partes do seu corpo.

Ao realizar o seu trabalho de fortalecimento, você pode se concentrar em exercícios calistênicos durante uma sessão e exercícios com pesos na seguinte; ou pode misturar exercícios calistênicos e exercícios com pesos durante a mesma sessão. Por exemplo, pode fazer flexões em um dia para o tórax e os braços, e da próxima vez, desenvolvimento peitoral para o mesmo grupo muscular. Ao mudar de um tipo de exercício para outro, você deve acompanhar as repetições, séries ou níveis de resistência para progredir sistematicamente com o desenvolvimento da sua força. A idéia central é divertir-se, enquanto realiza um trabalho em aberto e abrangente, que produzirá os resultados desejados sem exagerar e estimular a produção dos danosos radicais livres.

Agora, com este plano em mente, pratique os exercícios que lhe agradam para cada grupamento muscular importante.

Exercícios de Flexibilidade

Estes movimentos de alongamento encerram três importantes finalidades. Em primeiro lugar, ajudam a aquecer o seu corpo para as atividades mais rigorosas, devendo, portanto, ser realizados antes do trabalho de fortalecimento. Em segundo lugar, permitem que você melhore a amplitude dos movimentos de diferentes partes do corpo, possibilitando-lhe realizar com maior facilidade os movimentos de força. Em terceiro lugar, quanto maior a sua flexibilidade e melhor o seu aquecimento, menores as possibilidades de sofrer lesões durante os exercícios de fortalecimento.

O alongamento abrange duas fases: ativa e estática. Estenda a fase ativa ou de movimentação de cada alongamento até um ponto confortável de tensão. Não force o seu corpo além de uma leve sensação de tensão, ou poderá se machucar. Após ter atingido o seu ponto confortável de tensão, inicie a parte estática do alongamento da seguinte maneira: Mantenha a sua posição fazendo com que a tensão sobre os músculos que está exercitando dure entre 10 e 30 segundos. Em seguida, libere lentamente a tensão e retorne à posição inicial.

Realize todos os exercícios de alongamento lentamente e com o corpo sob controle total. Nunca se alongue até sentir dor e não faça movimentos bruscos enquanto seus músculos estiverem completamente esticados. Os movimentos bruscos podem causar lesões.

Uma respiração apropriada também é importante. Inspire antes do alongamento, e expire durante a sua fase ativa.

Nota: Estes movimentos de flexibilidade podem ser utilizados como parte do seu aquecimento para as sessões de resistência, e também para o seu programa de fortalecimento.

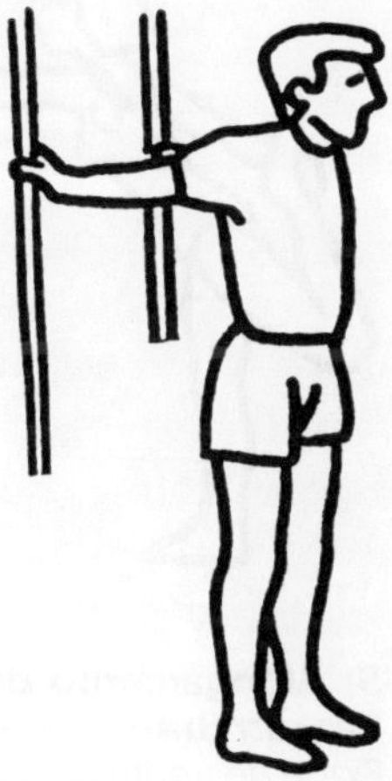

1: Alongamento do Tórax

Fique em frente a uma porta. Coloque suas mãos nas partes laterais da porta, na altura dos ombros, e caminhe através da porta até sentir uma leve tensão na musculatura do peito. Mantenha por 20 segundos.

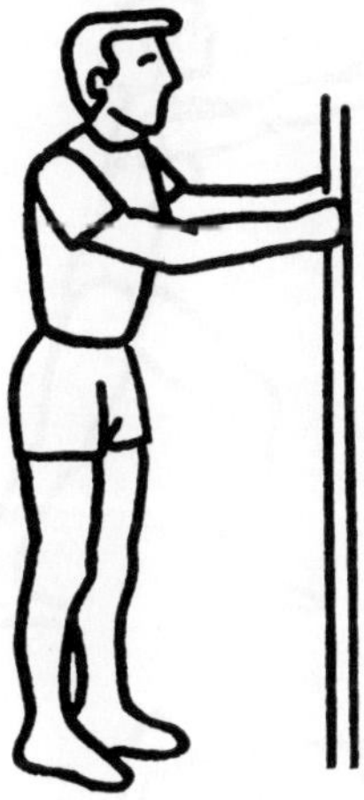

2: Alongamento das Costas

Fique de frente para a parte lateral de uma porta ou um bastão vertical. Coloque as mãos na parte lateral da porta ou bastão, na altura dos ombros. Caia para trás e encurve os ombros levemente até sentir os músculos das costas se esticarem. Mantenha por 20 segundos.

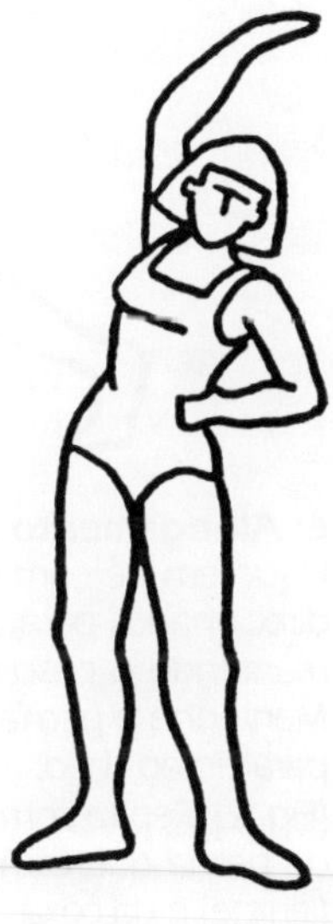

3: Flexões Laterais

Em pé, com os pés afastados 30cm. Estenda o braço direito acima da cabeça e coloque a mão esquerda na cintura. Faça uma flexão para a esquerda (o lado oposto ao braço elevado). Mantenha por 10-20 segundos. Você sentirá uma tração no lado direito. Repita o movimento para o outro lado.

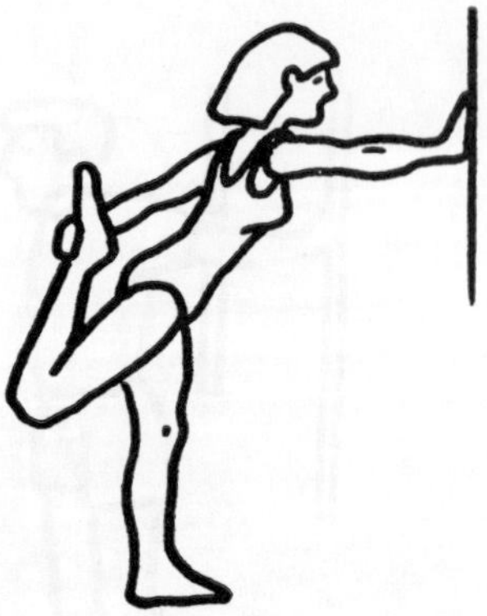

4: Alongamento da Coxa, em Pé

De frente para a parede, apoiando-se sobre a mão direita. Levante o pé direito até as nádegas e segure o tornozelo com a mão esquerda. Puxe **levemente** o pé direito em direção às nádegas até sentir uma ligeira tensão na coxa direita (e **não** no joelho direito). Mantenha por 10-20 segundos. Repita o movimento com a outra perna.

5: Alongamento do Tendão de Aquiles e da Panturrilha

Fique de frente para a parede, com o pé direito na frente. O calcanhar direito deve ficar 30-45cm na frente do dedão do pé esquerdo. Incline-se para a frente, com as palmas das mãos contra a parede. O joelho direito fica dobrado, e o joelho esquerdo quase esticado. Movimente o quadril lentamente para a frente até sentir a perna esquerda esticar. Conserve as plantas dos pés no solo. Mantenha por 15-30 segundos. Em seguida, desloque a tensão para o joelho, levemente, com o calcanhar esquerdo no chão. Repita os movimentos com a outra perna

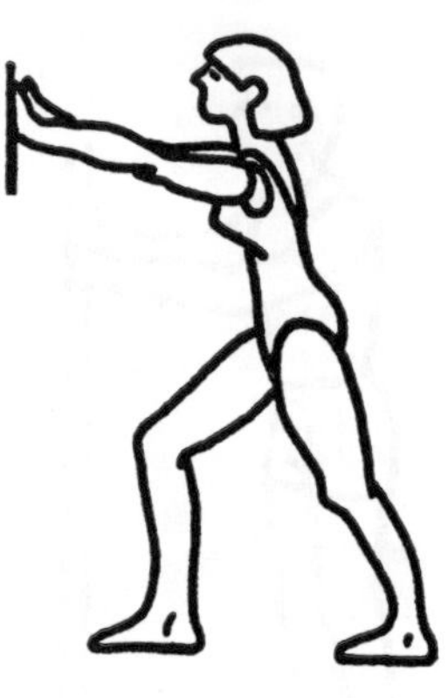

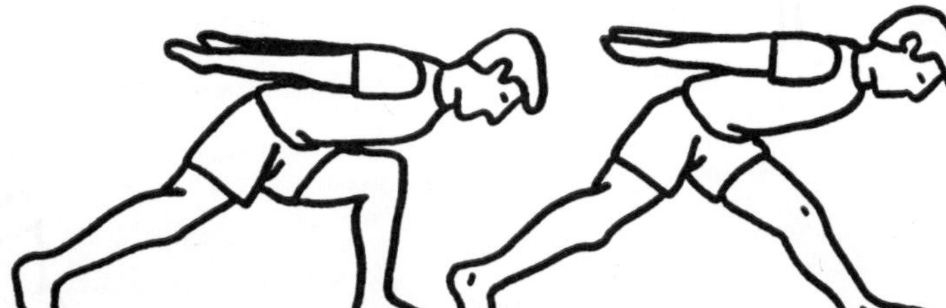

Fig. 1 Fig. 2

6: Alongamento do Jarrete, em Pé

Fique em pé com os pés bem afastados, como se estivesse montando um cavalo, e direcionados para a frente. Vire o pé esquerdo para fora e dobre o joelho esquerdo, mantendo o peso do corpo sobre a perna esquerda, com o tórax paralelo ao chão. Mantenha a perna direita esticada e coloque as mãos para trás (Fig. 1). Com o tórax paralelo ao chão, estique lentamente o joelho esquerdo e sustente por 15-30 segundos (Fig. 2). Repita com a perna direita. O alongamento deve ser sentido na parte posterior da perna que está adiante, e nos tendões e músculos da região posterior do joelho (jarrete) e da coxa.

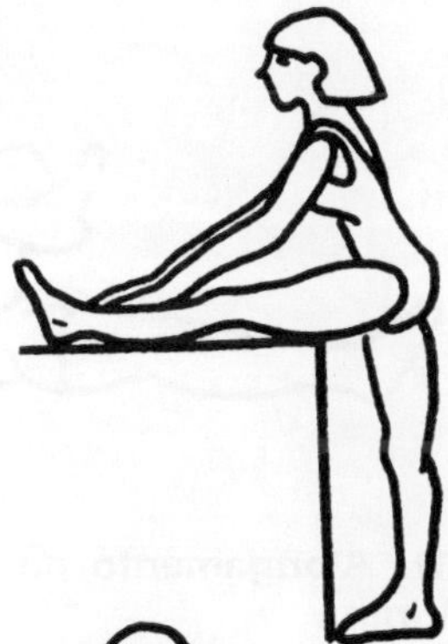

7: Alongamento do Jarrete, com uma Perna Elevada (Opcional)

Fique de frente para uma plataforma, parapeito ou alguma superfície elevada na altura do quadril. Levante a perna esquerda e coloque o calcanhar sobre a plataforma. Caia para a frente e incline o peito em direção à perna elevada. Mantenha por 15-30 segundos. Repita com a perna direita. O alongamento deve ser sentido na região posterior da perna elevada e na região lombar.

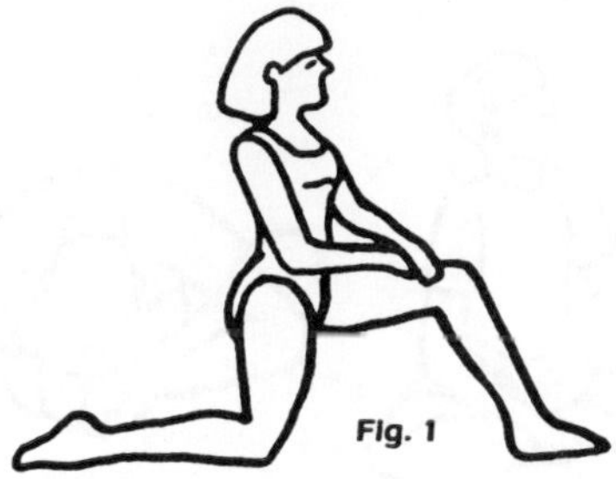

Fig. 1

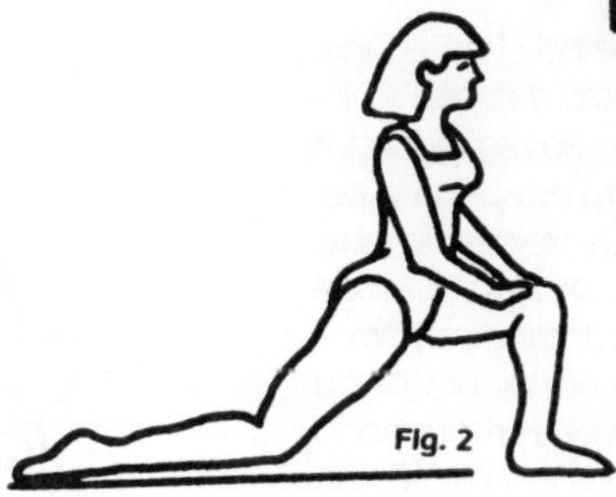

Fig. 2

8: Alongamento do Flexor do Quadril

Coloque o joelho direito no chão, atrás do pé esquerdo (Fig. 1). Avance o pé esquerdo, com a planta no chão e o dedão para a frente, fazendo com que o calcanhar esquerdo fique um pouco à frente do joelho esquerdo.

Sem modificar a posição do joelho direito ou do pé esquerdo, empurre o quadril para a frente e para baixo (Fig. 2). Você deverá sentir uma tensão na região frontal do quadril direito e também na virilha e região posterior do joelho (jarrete). Mantenha esta posição por 15-30 segundos.

Repita o movimento com a outra perna.

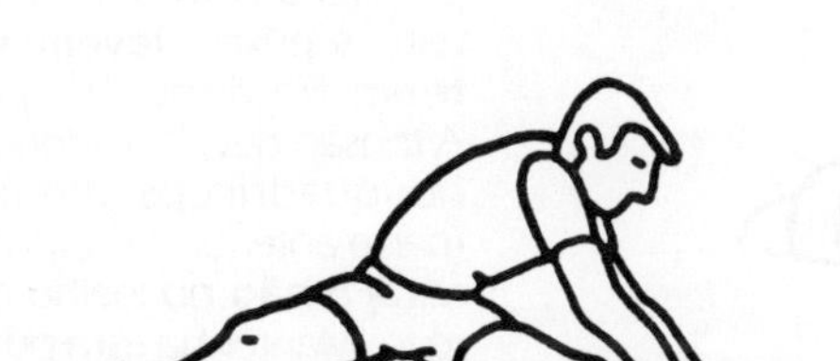

9: Alongamento do Jarrete, Sentado (Opcional)

Sente-se no chão com as pernas esticadas para a frente. Mantenha os joelhos esticados e as pernas afastadas aproximadamente 1 m. Dobre-se para a frente, inclinando o peito em direção à perna esquerda, e segure o calcanhar esquerdo com ambas as mãos. Mantenha por 15-30 segundos. Repita com a perna direita. O alongamento deverá ser sentido na região posterior do joelho (jarrete) e na região lombar.

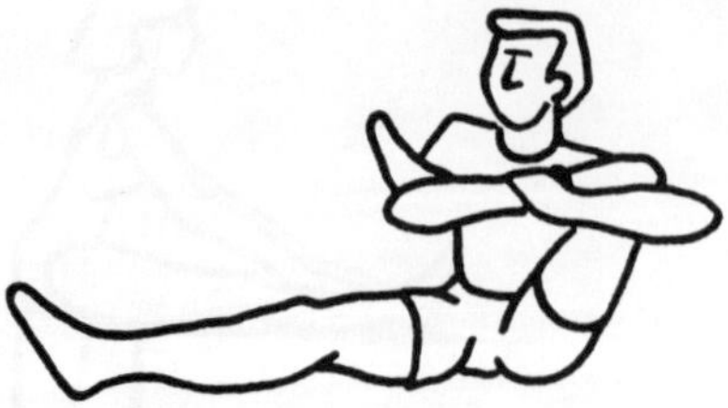

10: Alongamento do Glúteo
Sente-se no chão com as pernas esticadas para a frente e afastadas cerca de 1 m. Passe os braços ao redor do joelho e tornozelo esquerdos, e levante a perna esquerda em direção ao tórax. Mantenha esta posição por 15-30 segundos. Em seguida, repita com a outra perna.

11: Alongamento da Virilha
Sente-se no chão e junte as plantas dos pés. Coloque as mãos ao redor dos pés, para estabilizar a posição, e puxe os calcanhares em direção à virilha (Fig. 1). Incline-se para a frente, com os braços ou os cotovelos empurrando os joelhos em direção ao solo (Fig. 2). A tensão será sentida na virilha e na região lombar. Mantenha esta posição por 15-30 segundos.

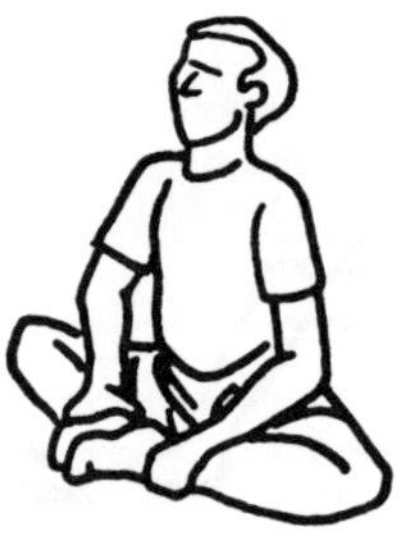

Fig. 1

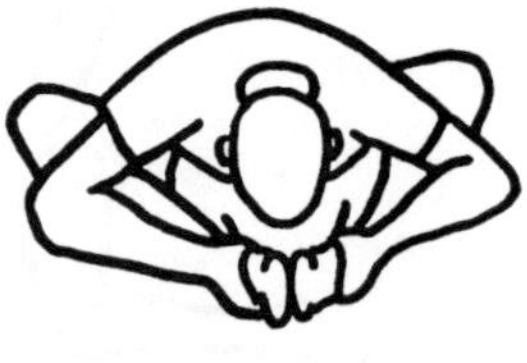

Fig. 2

12: Alongamento da Coxa (ou Quadríceps), Deitado
Deite-se de bruços, com a cabeça no chão. Segure o pé direito com a mão direita, e puxe-o **levemente** em direção às nádegas. A tensão deve ser sentida no quadríceps direito (parte anterior da coxa direita) e **não** no joelho direito. Mantenha esta posição por 15-30 segundos. Em seguida, repita os movimentos com a perna esquerda

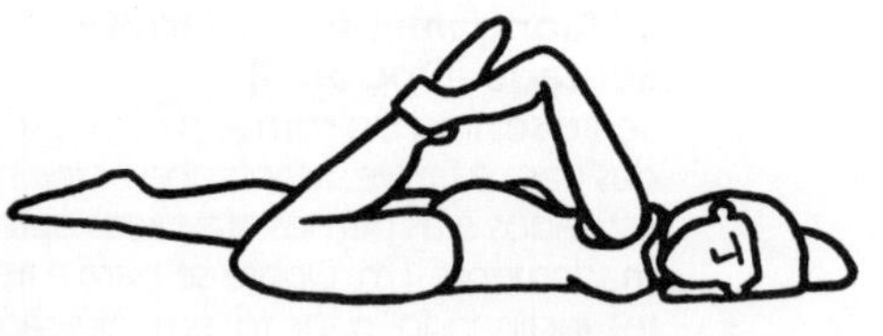

Fig. 1

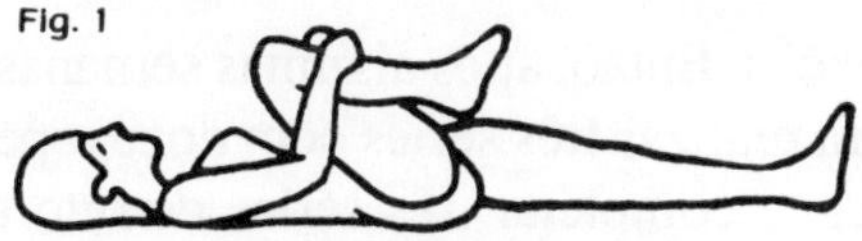

Fig. 2

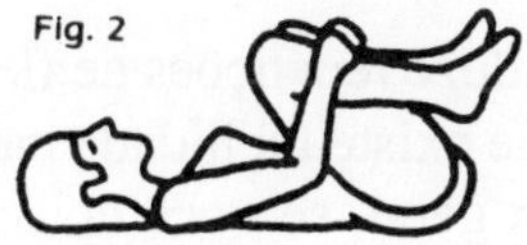

13: Alongamento da Região Lombar
Deite-se de costas, coloque as mãos ao redor do joelho direito e puxe o joelho em direção ao tórax (Fig.1). Encurve a região lombar enquanto puxa, para sentir o alongamento nesta área. Mantenha por 20-30 segundos. Repita o movimento com a outra perna. Por fim, pegue os joelhos com as mãos e puxe-os em direção ao tórax (Fig. 2). Mantenha por 20-30 segundos. Outra vez, o alongamento deve ser sentido na região lombar.

Exercícios Calistênicos

Os exercícios calistênicos utilizam o peso de seu corpo e a força da gravidade como resistência para incrementar a sua potência muscular. Para alguns grupamentos musculares, como os músculos abdominais, os calistênicos talvez sejam os exercícios de escolha. (Os abdominais e as "prensas" são exemplos de exercícios calistênicos apropriados para a região abdominal.)

Uma outra vantagem dos calistênicos é o fato de não haver necessidade de equipamento. Eles podem ser feitos em casa, quando não se dispõe de um equipamento de ginástica, e você também pode praticá-los quando está viajando ou sem acesso a equipamentos disponíveis. Devido à facilidade com que podem ser feitos, encorajo a todos no sentido de incluir alguns movimentos calistênicos em sua rotina diária.

O número de repetições de qualquer exercício calistênico que você esteja realizando irá depender do tipo de exercício. À medida que sua força aumenta, você pode modificar os exercícios para aumentar a resistência, ou o trabalho realizado pelo grupo muscular em questão. Nestes exercícios, considera-se uma "repetição" como um movimento completo do exercício. Uma "série" corresponde a um grupo de repetições realizado seqüencialmente. Se você estiver praticando mais de uma série, como será freqüente no programa progressivo, deve descansar cerca de 20 a 30 segundos após a primeira série e depois passar para a série seguinte. Aqui está um exemplo envolvendo as flexões:

Vamos considerar que você seja capaz de realizar uma ou duas séries de oito a doze repetições de flexões. Então, após algumas semanas, você notará que existe facilidade para realizar três séries com doze repetições cada. Em geral, se você consegue completar três séries de oito a doze repetições, e não mais, este é o exercício suficiente para aumentar a sua força.

Após completar facilmente três séries de doze repetições, procure dificultar um pouco o exercício. Para isso, pode aumentar o número de repetições em cada série; ou pode acrescentar uma quarta série; ou pode elevar os pés para que seus braços levantem um peso maior.

Para obter força muscular, você deve seguir um princípio de "sobrecarga" leve, que requer o acréscimo de repetições ou séries à sua rotina, para tornar o exercício um pouco mais pesado. Mas lembre-se de nossas orientações básicas para o exercício progressivo: Não exija do seu corpo além do nível seguinte de intensidade. Se isto acontecer, você poderá ficar exausto ou sentir dores ou sofrer lesões — sinais de que está se expondo a acidentes, incluindo a lesão causada pelos radicais livres.

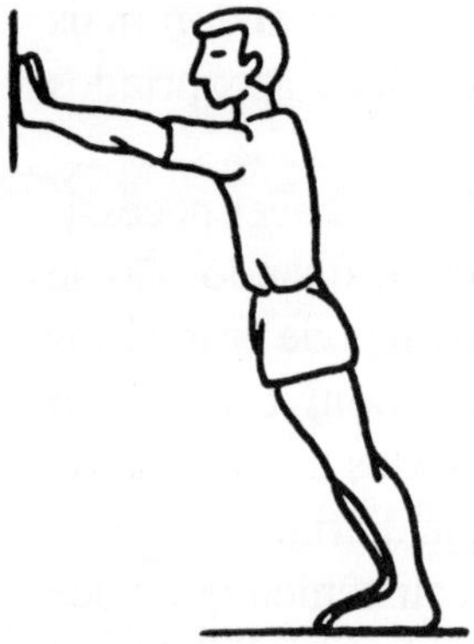

14: Quatro Tipos de Flexão
Estes exercícios irão fortalecer os músculos do peito, dos ombros e da região posterior dos braços (tríceps).

1. Flexão de frente (a mais fácil). Afastado cerca de 1m, incline-se contra a parede, apoiando o peso nas palmas das mãos. Para fazer o exercício, flexione os cotovelos, fazendo com que o rosto se aproxime da parede, e em seguida empurre de volta o corpo para a posição inicial. Deixe seu corpo cair novamente, de forma que seu rosto fique perto da parede. Isto constitui uma repetição. Para sugestões de como praticar este exercício durante uma sessão de treinamento, consulte as instruções gerais no início deste capítulo.

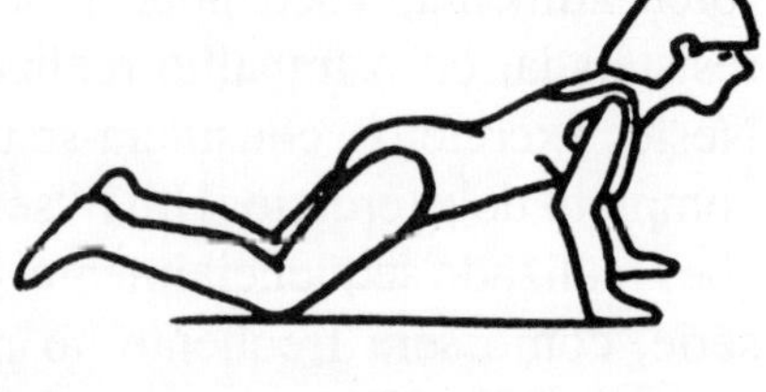

2. Flexão com o Joelho Dobrado (a segunda mais fácil). Ajoelhe-se e coloque as mãos afastadas no chão. Deixe o seu peso repousar apenas sobre os joelhos e as mãos, mantendo os cotovelos esticados e os braços estendidos. Abaixe o tronco até o queixo tocar o solo. Em seguida, empurre o tronco de volta, fazendo com que os cotovelos fiquem de novo esticados, e os braços estendidos. Isto constitui uma repetição. Consulte as instruções gerais no início desta seção para saber como praticar este exercício durante o seu treinamento.

3. Flexão Regular. Apóie o seu peso sobre os pés e as mãos, com as costas retas e braços e cotovelos esticados. As palmas das mãos ficam esticadas no chão, afastadas o equivalente à distância entre os ombros. Abaixe o corpo até o chão, utilizando apenas os braços. Em seguida, empurre de volta o corpo, fazendo com que os cotovelos fiquem esticados de novo. Isto constitui uma repetição. Consulte as instruções gerais no início desta seção para saber como praticar este exercício durante o seu treinamento.

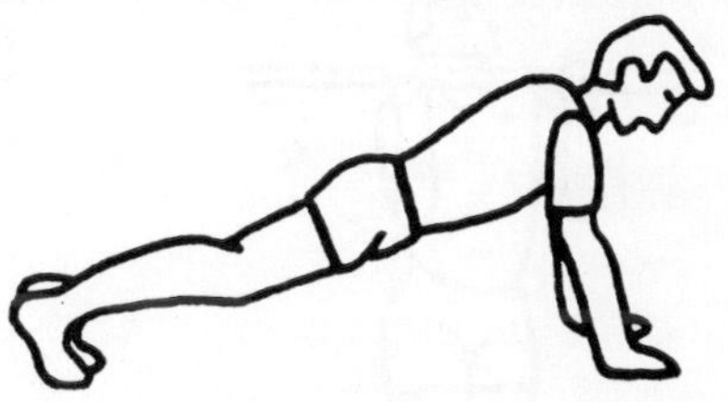

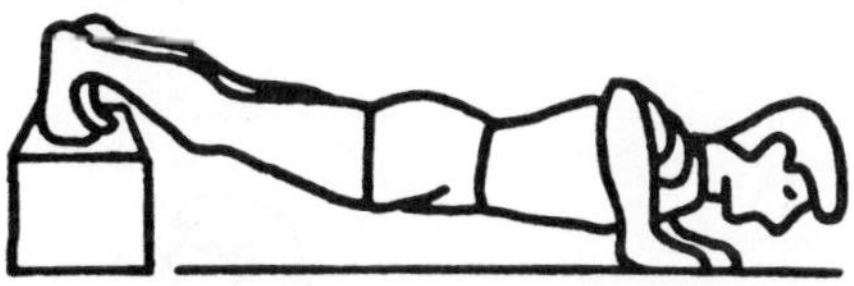

4. Flexão Avançada, com os Pés Elevados (a mais difícil). Coloque os pés em uma superfície elevada, como uma cadeira ou banquinho. Em seguida, coloque as mãos no chão, com os braços e cotovelos retos, e o corpo formando uma linha reta dos pés à cabeça. Abaixe o corpo, utilizando apenas os braços, até o queixo tocar no solo. Depois levante o corpo de novo para a posição anterior. Isto constitui uma repetição. Consulte as instruções gerais no início desta seção para saber como praticar este exercício durante o seu treinamento.

15: Arrancada para Frente (Flexão Coxofemoral)

Fique em pé, com os pés afastados cerca de 30cm. Dê um passo longo à frente com a perna esquerda. Com as costas retas, abaixe o tronco o mais que puder em direção ao solo. A perna esquerda deve ficar perpendicular ao solo durante este movimento, evitando a flexão e o esforço exagerado do joelho. Em seguida, com a perna esquerda, retorne à posição inicial. Isto constitui uma repetição. Realize várias repetições com a perna esquerda, de acordo com as instruções gerais no início desta seção. Depois, repita o exercício com a perna direita. Este exercício fortalecerá os músculos da coxa.

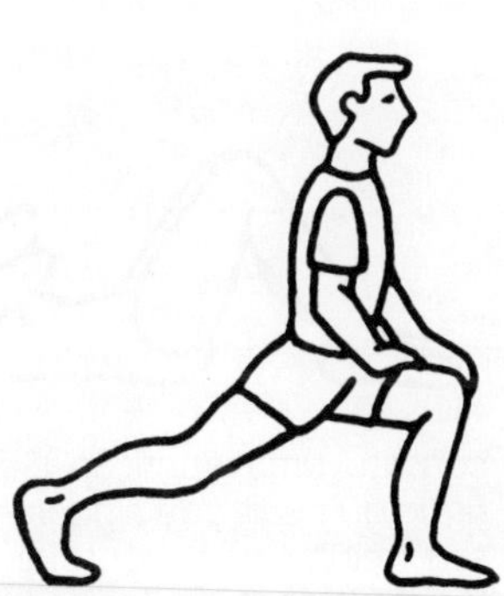

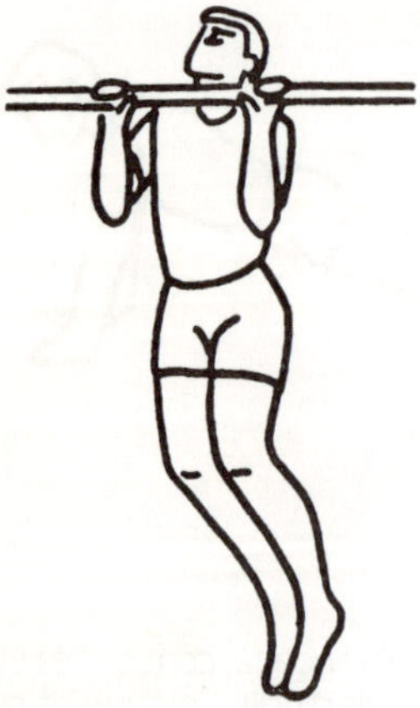

16: Barra

Com uma pegada frontal (palmas para a frente) em uma barra horizontal firme, comece o exercício com o corpo pendurado, braços e cotovelos esticados. Os pés não devem tocar no solo. Puxe o corpo para cima até o queixo ultrapassar a barra. Depois, abaixe o corpo lentamente até a posição inicial. Expire ao puxar o corpo, e inspire ao abaixá-lo. Isto constitui uma repetição. Para instruções gerais acerca da aplicação deste exercício no seu treinamento, consulte as informações no início desta seção.

Variação: Se você não conseguir fazer um exercício completo, inicie com uma barra mais baixa, que permita que os seus pés toquem no solo. Você pode praticar o exercício partindo desta posição intermediária; ou, se necessário, dê um pulo e utilize o impulso para puxar o corpo até a barra.

17: Elevação dos Calcanhares

De pé, com os joelhos esticados, fique na ponta dos pés, o mais alto possível. Retorne para a posição inicial. Se houver necessidade de equilibrar o corpo, coloque as mãos levemente contra a parede ou um bastão (mas não permita que as mãos e os braços ajudem a elevar o corpo!). Isto constitui uma repetição. Para praticar este exercício durante o seu treinamento, consulte as instruções gerais no início desta seção.

Variações: Para dificultar um pouco mais o exercício, você pode praticá-lo com uma perna e depois com a outra. Ou pode ficar na beira de uma escada, com os calcanhares para fora. Estes exercícios fortalecem os músculos da panturrilha.

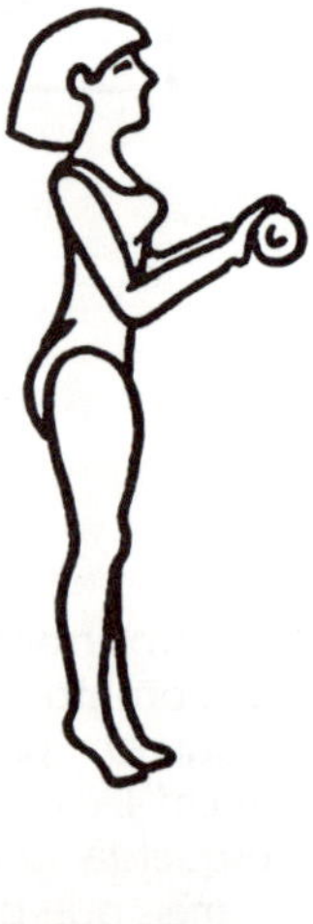

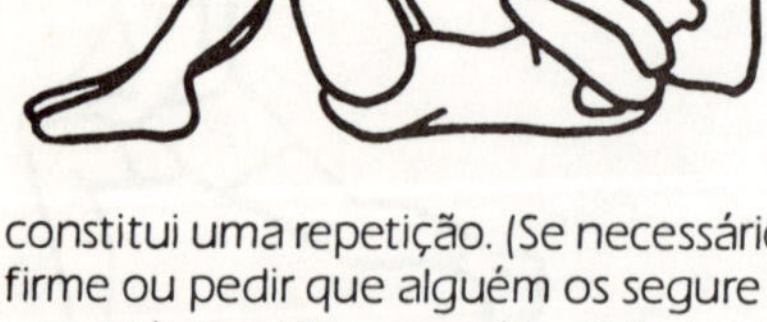

18: Abdominais

Deite-se de costas, com os braços cruzados sobre o tórax, os joelhos dobrados em um ângulo de 45 graus, e as plantas dos pés no chão. Levante o tronco até ficar sentado, e, em seguida, retorne à posição inicial. Isto constitui uma repetição. (Se necessário, pode fixar os pés embaixo de alguma estrutura firme ou pedir que alguém os segure para você.) Para praticar este exercício durante o seu treinamento, consulte as instruções gerais no início desta seção. Este exercício fortalece os músculos da barriga.

Exercícios de Fortalecimento Com Aparelhos e Pesos

O treinamento de resistência realizado com pesos e aparelhos representa a maneira mais eficaz e flexível de praticar exercícios para o fortalecimento e aumento da massa muscular. A principal vantagem do treinamento com pesos e aparelhos em relação aos exercícios calistênicos é que você pode ajustar mais facilmente o seu esforço com precisão e de maneira gradual à medida que sua força aumenta.

Para determinar a quantidade de resistência apropriada para a sua força atual, você terá que se basear em um processo de ensaio e erro. Todavia, inicie sempre com um peso leve até chegar a um peso ideal para o exercício. Se você iniciar com pesos muito pesados, poderá se acidentar.

Deixe-me lembrar um ponto aparentemente óbvio, mas que freqüentemente não é percebido por aqueles que são inexperientes no treinamento com pesos. Sempre é possível levantar um peso maior com os músculos das pernas do que com os músculos dos braços, do tórax ou dos ombros. Ou seja, se você for capaz de levantar um determinado peso com os braços, conseguirá levantar ainda mais com um afastamento de pernas. Por outro lado, se você consegue empurrar um determinado peso com as pernas, *não* ache que conseguirá levantar uma quantidade igual com os braços. Para os exercícios com o braço, reduza bastante o peso em relação ao exercício com as pernas.

Aqui estão algumas regras simples de serem lembradas, especialmente se você nunca utilizou pesos antes:

- Encontre uma resistência ou peso com o qual você consiga realizar pelo menos oito repetições, não excedendo de doze. Em seguida, realize um mínimo de duas séries de cada exercício no seu nível de repetição escolhido.
- Quando você conseguir realizar três séries de 16 repetições, acrescente resistência, a fim de praticar oito repetições em três séries. Continue com esta resistência até conseguir realizar 15 a 16 repetições. Em seguida, repita o ciclo.
- Em geral, a maior resistência que você consegue vencer em oito a

doze repetições representa aproximadamente 60% de sua capacidade máxima de levantamento (o peso máximo que você consegue levantar de uma vez). Este princípio de 60% do máximo serve de orientação ideal para aumentar a definição muscular, a força e também alguma resistência sem causar lesões ou estimular a descarga de radicais livres.

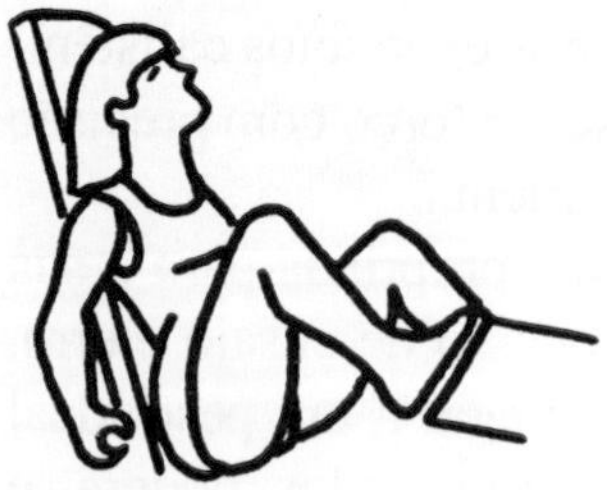

19: Desenvolvimento das Pernas

Escolha um peso apropriado para você (consulte as instruções gerais no início desta seção). Sente-se no aparelho e coloque os pés nos apoios à sua frente. Mantenha as costas eretas contra o encosto. Com as mãos, segure os pegadores nas laterais do assento. Estenda as pernas lentamente, até os joelhos ficarem praticamente retos, mas não "prenda" os joelhos nesta posição reta. Retorne os pesos lentamente para a posição inicial. Isto constitui uma repetição. Repita o exercício conforme as instruções gerais no início desta seção. Este exercício fortalece as coxas.

20: Flexão da Perna

Escolha um peso apropriado. Deite-se de bruços no aparelho, com os joelhos um pouco além do acolchoamento principal e os calcanhares por debaixo dos pesos. Segure levemente os pegadores. Levante as pernas o máximo possível em direção às nádegas, trazendo os pesos. Retorne lentamente para a posição inicial. Isto constitui uma repetição. Para praticar este exercício durante o seu treinamento regular, consulte as instruções gerais no início desta seção. Este exercício fortalece a região posterior das coxas.

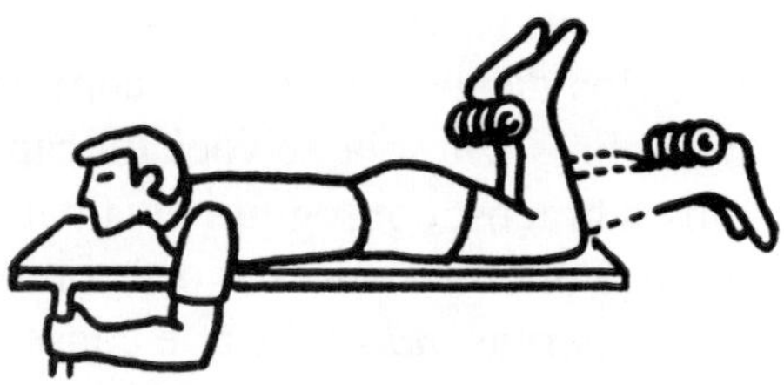

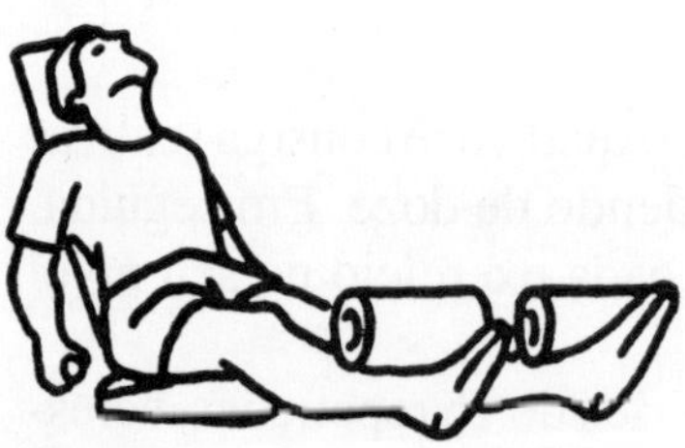

21: Extensão das Pernas

Selecione um peso apropriado com os pés por debaixo dos rolos acolchoados e os joelhos um pouco à frente do assento. Afivele o cinto. Segure os pegadores frouxamente. Com a região frontal dos tornozelos, "chute" de leve os rolos acolchoados até que suas pernas fiquem completamente estendidas. Em seguida, abaixe os rolos lentamente. Mantenha as costas eretas no encosto. Isto constitui uma repetição. Para praticar este exercício durante o seu treinamento regular, consulte as instruções gerais no início desta seção. Este exercício fortalece a região frontal das coxas e dos joelhos.

22: Desenvolvimento Dorsal
Selecione um peso apropriado. Segure a barra com as mãos bem afastadas. Com os cotovelos para trás e uma leve inclinação para a frente, puxe a barra até ela tocar na nuca. Deixe-a retornar lentamente para a posição inicial. Concentre-se em puxar com os músculos da porção mediana e lateral das costas. Isto constitui uma repetição. Para praticar este exercício durante o seu treinamento regular, consulte as instruções gerais no início desta seção. Este exercício fortalece a região dorsal, o bíceps e o ombro.

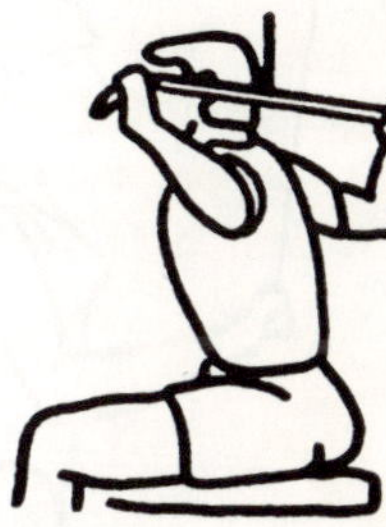

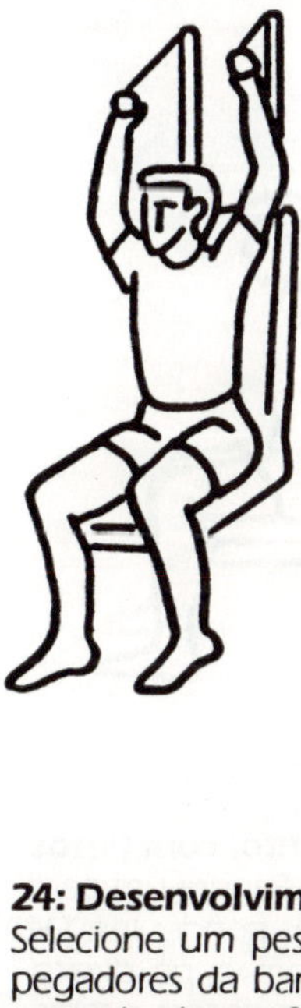

23: Flexão de Tríceps com Polias
Ajuste os ramos da polia da Cadeira de Exercícios Nordic na posição vertical apropriada. Segure os pegadores com as palmas das mãos para a frente. Puxe-os para baixo, até a altura dos ombros, e encoste os cotovelos nas regiões laterais do tórax. Pare, e em seguida retorne para a posição inicial. Isto constitui uma repetição. Para praticar este exercício durante o seu treinamento regular, consulte as instruções gerais no início desta seção. Este exercício fortalece os braços, os ombros e a região dorsal.

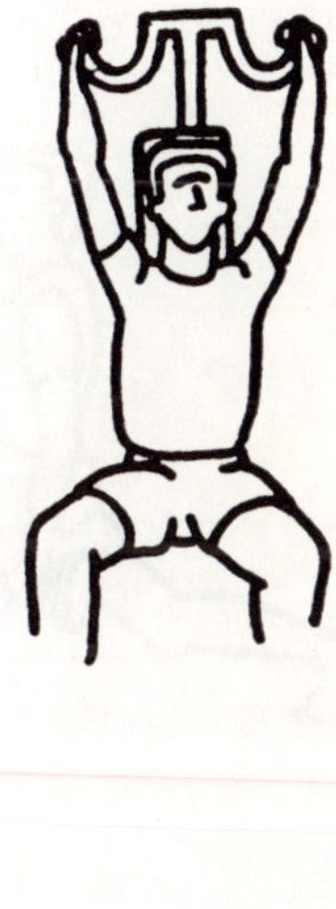

24: Desenvolvimento do Trapézio
Selecione um peso apropriado. Afivele o cinto. Segure os pegadores da barra e empurre-a para cima, mantendo os cotovelos bem afastados. Não encurve as costas. Deixe a barra abaixar lentamente. Isto constitui uma repetição. Para praticar este exercício durante o seu treinamento regular, consulte as instruções gerais no início desta seção. Estes movimentos fortalecem os braços e os ombros.

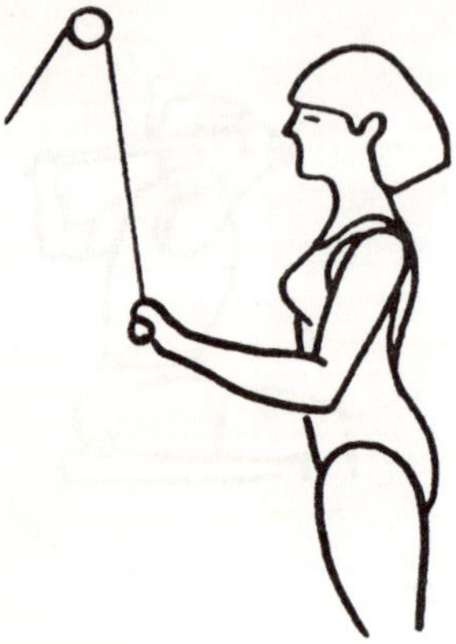

25: Extensão do Tríceps
Selecione um peso apropriado. Fique de frente para o aparelho, segurando a barra com ambas as mãos, palmas para baixo. Com os cotovelos dobrados e juntos do corpo, empurre a barra para baixo até uma extensão completa. Deixe a barra subir lentamente para a posição inicial. Isto constitui uma repetição. Para utilizar este exercício no seu treinamento regular, consulte as instruções gerais no início desta seção. Estes movimentos fortalecem a região tricipital dos braços.

26: Prensa Abdominal
Ajuste as polias da **Cadeira de exercícios Nordic** na posição vertical para cima de forma que seja possível segurar os pegadores ao lado da cabeça. Segurando firmemente os pegadores, mergulhe a cabeça em direção aos joelhos, encurvando a região lombar. Contraia os músculos abdominais ao realizar o exercício. Retorne para a posição ereta. Isto constitui uma repetição. Para praticar este exercício durante o seu treinamento regular, consulte as instruções gerais no início desta seção. Estes movimentos fortalecem os músculos da barriga e também, até certo ponto, os ombros e os braços.

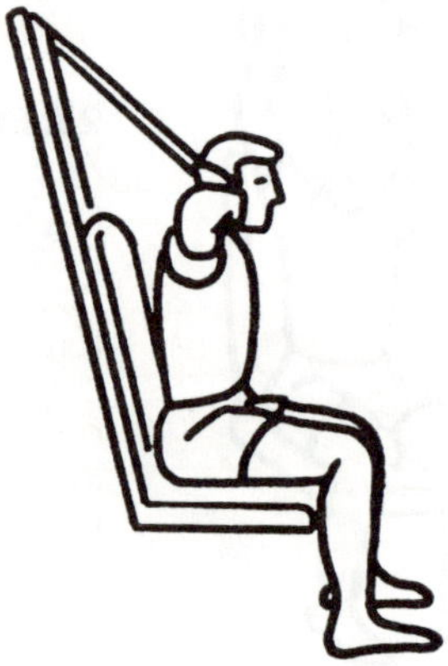

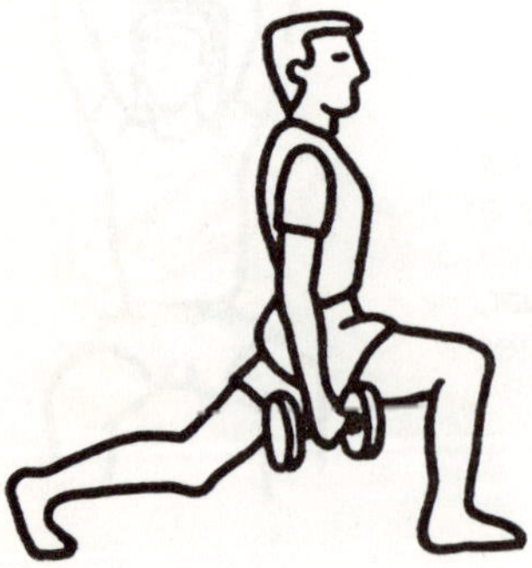

27: Arrancada (Agachamento) com Pesos
Escolha um peso apropriado. Segure um peso em cada mão, com os braços pendentes. Dê um passo longo à frente com o pé direito, inclinando-se para a frente com as costas retas. Você deve dobrar o joelho direito, mantendo a perna direita perpendicular ao solo. Retorne à posição inicial, com os pesos ao seu lado. Isto constitui uma repetição. Para praticar este exercício durante o seu treinamento regular, consulte as instruções gerais no início desta seção. Estes movimentos fortalecem os músculos das coxas.

28: Desenvolvimento Peitoral (Supino)
Escolha um peso apropriado. Deite-se de costas na bancada, com as plantas dos pés no chão. Segure o haltere com as mãos, um pouco mais afastadas do que a distância entre os ombros. Inicie o exercício segurando o haltere próximo do tórax. Com os cotovelos junto ao corpo, levante o haltere acima do tórax, estendendo completamente os braços. Abaixe lentamente o haltere até o tórax. Isto constitui uma repetição. Para praticar este exercício durante o seu treinamento regular, consulte as instruções gerais no início desta seção. Estes movimentos fortalecem o peito e os braços.

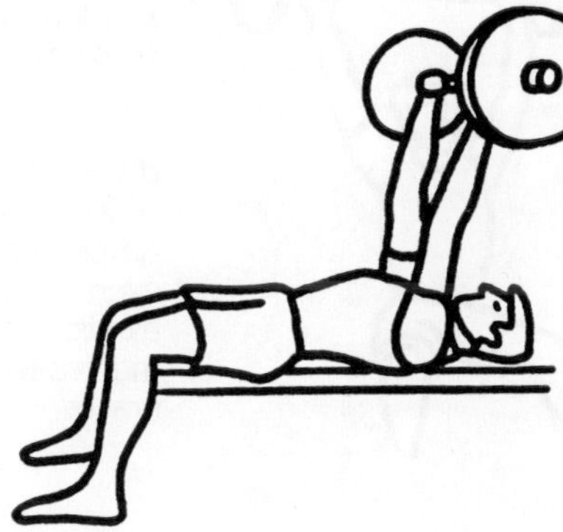

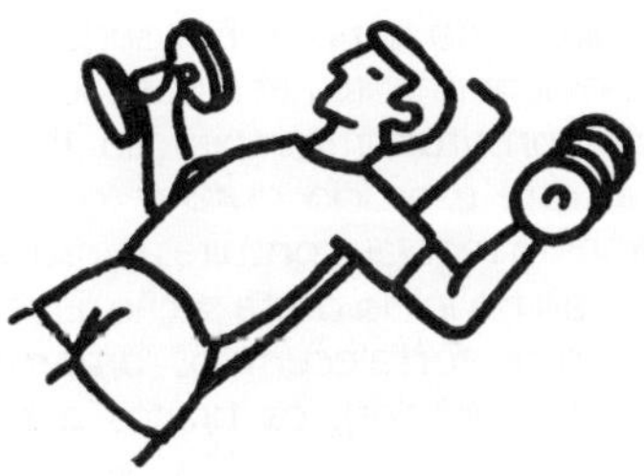

29: Supinação
Escolha um peso apropriado. Deite-se na bancada, com as plantas dos pés no chão, ao lado da bancada. Segure um peso em cada mão, palmas para cima, braços dobrados e cotovelos mantidos bem afastados. Com os cotovelos dobrados, eleve os pesos em arco até se juntarem sobre o tórax. Abaixe os pesos lentamente até a altura da bancada. Isto constitui uma repetição. Para praticar este exercício durante o seu treinamento regular, consulte as instruções gerais no início desta seção. Estes movimentos fortalecem o tórax e os músculos dos braços e dos punhos.

30: Rosca Tricipital
Escolha um peso apropriado. Deite-se na bancada, com a cabeça na beirada. Segure o prato de um haltere entre os dedos polegar e indicador, com os braços completamente estendidos acima do peito. Abaixe lentamente o peso em um arco para trás, por trás da cabeça, dobrando levemente os cotovelos. Em seguida levante o peso lentamente até uma extensão completa. Isto constitui uma repetição. Para praticar este exercício durante o seu treinamento regular, consulte as instruções gerais no início desta seção. Estes movimentos fortalecem a região posterior do braço e os punhos.

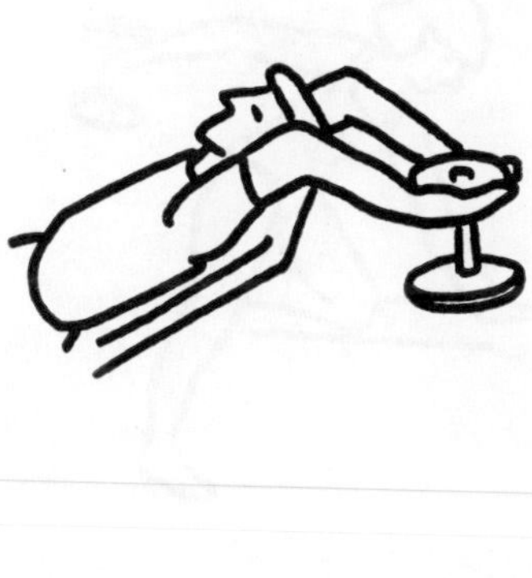

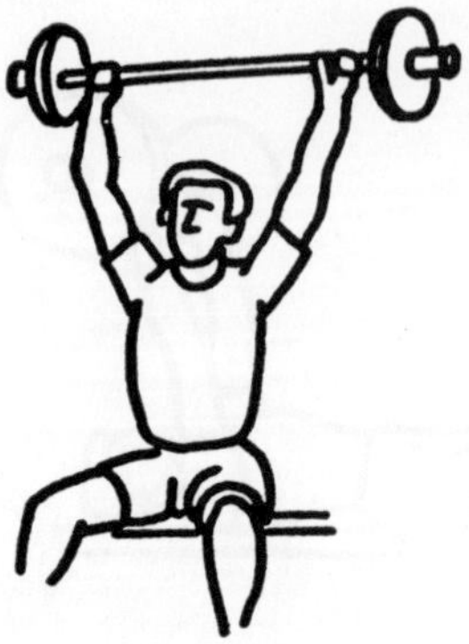

31: Levantamento de Peso
Escolha um peso apropriado. Este exercício pode ser feito em pé ou sentado, ou pela frente do corpo, ou por trás do pescoço. Utilize uma pegada larga no haltere, com as palmas para fora. Levante o haltere até a altura do ombro. Estenda os braços por cima da cabeça. Em seguida, abaixe lentamente a barra até a altura do ombro. Isto constitui uma repetição. Para praticar este exercício durante o seu treinamento regular, consulte as instruções gerais no início desta seção. Estes movimentos fortalecem os ombros e a região posterior dos braços.

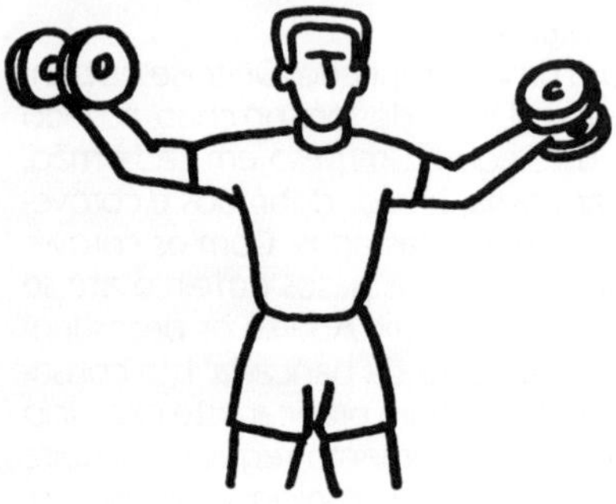

32: Levantamento Lateral de Pesos
Escolha um peso apropriado. Fique em pé com as pernas afastadas. Segure os halteres juntos, com os braços pendentes e completamente estendidos ao lado do corpo. Com os cotovelos levemente dobrados e a cabeça para cima, levante os halteres ao lado do corpo até a altura do ombro. Em seguida, abaixe-os lentamente até a posição inicial. Isto constitui uma repetição. Para praticar este exercício durante o seu treinamento regular, consulte as instruções gerais no início desta seção. Estes movimentos fortalecem os ombros (músculos deltóides), os braços e os punhos.

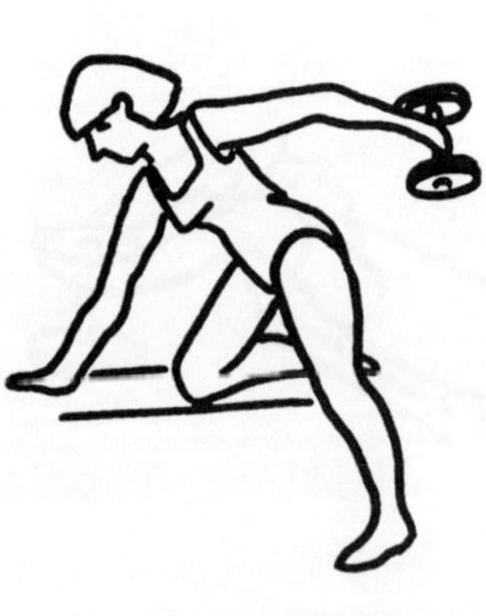

33: Extensão do Tríceps, com Halteres
Escolha um peso apropriado. Coloque o joelho direito e a mão direita na bancada. Apóie o corpo com a perna esquerda, que deve estar firmemente plantada no chão. Segure o haltere na mão esquerda, com o antebraço fletido e o braço perpendicular ao solo. Com o cotovelo esquerdo junto do corpo, levante o haltere até estender completamente o braço para trás. Abaixe o peso lentamente. Isto constitui uma repetição. Para praticar este exercício durante o seu treinamento regular, consulte as instruções gerais no início desta seção. Estes movimentos fortalecem a região tricipital e os ombros.

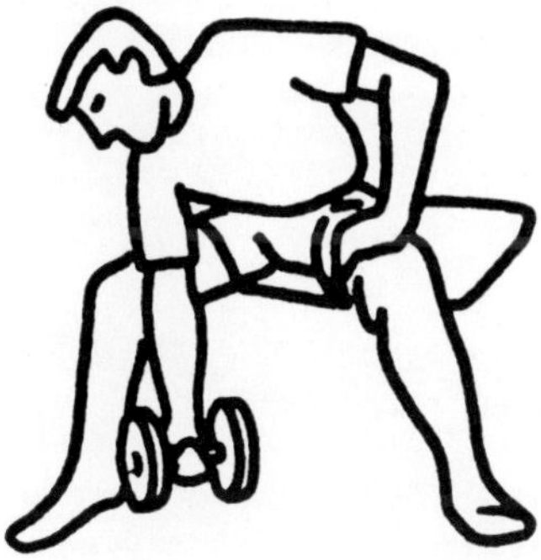

34: Rosca Bicipital

Escolha um peso apropriado. Sente-se na bancada, com as pernas afastadas. Incline-se para a frente e segure o haltere na mão direita, com a palma para cima, afastada do corpo. Apóie o cotovelo direito na parte interna do joelho direito. Com o cotovelo direito no joelho, traga o haltere até o peito. Em seguida, abaixe o haltere até a posição inicial. Isto constitui uma repetição.

Este exercício pode ser incorporado ao seu treinamento regular, conforme as instruções gerais no início desta seção. Este movimento fortalece o bíceps.

Esta descrição do treinamento de flexibilidade e fortalecimento completa a nossa consideração acerca do poder dos exercícios de baixa intensidade. Ela representa, contudo, apenas a primeira etapa para você participar na Revolução Antioxidante. Em seguida, iremos analisar o assunto mais popular, e ainda muito pouco compreendido, comumente associado aos antioxidantes — a questão dos suplementos de vitaminas e sais minerais.

PARTE TRÊS

Alimentação e Respiração sem Radicais Livres

6

Coquetel Antioxidante — Vantagens, Efeitos Colaterais e Variações

Houve um tempo em que eu concordava com a grande maioria dos médicos que se opunham à ingestão de *qualquer* quantidade de suplementos de vitaminas, sobretudo em doses relativamente elevadas. De acordo com a crença médica, eu acreditava ser possível obter todas as vitaminas e sais minerais necessários através da alimentação diária.

Todavia, minha pesquisa acerca dos radicais livres e dos antioxidantes me forçou a modificar este pensamento, bem como os meus hábitos pessoais de saúde. Hoje, tomo diariamente um "coquetel antioxidante", uma combinação multivitamínica mínima de 400 UI de vitamina E; 1.000mg de vitamina C; e 25.000 UI de betacaroteno. Além disso, quando vou realizar um esforço físico pesado ou me submeto a qualquer outra situação que sabidamente irá produzir um estresse oxidativo, aumento estas quantidades de maneira apropriada.

As últimas pesquisas mostram que para se obter uma forte proteção contra os radicais livres é necessário ingerir quantidades de antioxidantes bem acima das doses diárias recomendadas (DDR) oficialmente. Se você consumir regularmente cinco a nove porções fartas de frutas frescas ou vegetais por dia, possivelmente estará obtendo vitamina C e betacaroteno suficientes. Contudo, não é possível obter vitamina E suficiente através dos alimentos que você come. Por exemplo, para obter vitamina E suficiente, você teria que comer uma quantidade de amêndoas, sementes de alfafa, amendoim, germe de trigo e outros alimentos ricos em vitamina E superior à tolerada pelo seu organismo. Ou seja, para obter apenas 100 UI de vitamina E diariamente — uma quantidade inferior à que os especialistas estão recomendando no momento como posologia diária média ideal —, você teria que comer duas xícaras de amêndoas ou quase sete xícaras de amendoim *ou* uma xícara de sementes de girassol! A ingestão concomitante de gorduras e calorias seria enorme. Até mesmo para se obter 1.000mg de vitamina C seria necessário consumir 15 laranjas, ou 25 pimentões verdes. Ou, para se obter 25.000 a 50.000 UI de betacaroteno, seria necessário o consumo de pelo menos duas a três cenouras ou três xícaras de noz branca amassada. A única saída é reunir e consumir o seu próprio coquetel antioxidante, específico para o sexo, corrigido para a idade e ajustado para o grau de atividade.

Um Coquetel para a Revolução

A tabela de recomendações antioxidantes, mais adiante neste capítulo, reflete as últimas informações disponíveis acerca das quantidades benéficas de vitamina C, vitamina E, betacaroteno e selênio mineral. Você perceberá que as quantidades variam de acordo com as diversas categorias, como idade, sexo, grau de exercício e peso. Todas estas categorias e as quantidades de antioxidantes especificadas para elas foram propostas através de pesquisa científica.

Entretanto, antes de sair correndo para comprar qualquer um destes suplementos, leia as orientações seguintes acerca da utilização do suplemento antioxidante.

Orientação 1: Esteja Atento aos Possíveis Efeitos Colaterais

A maioria das pessoas não se queixa de efeitos colaterais quando toma vitaminas E, C e betacaroteno nas quantidades recomendadas neste livro. Contudo, algumas pessoas que estão tomando um ou mais destes antioxidantes podem sentir algum desconforto ou mesmo correr algum risco. (Para informações adicionais acerca dos efeitos colaterais, consulte também as páginas 179-180 e 227.)

A suplementação de vitamina E *não* está recomendada para os pacientes que estejam recebendo terapia anticoagulante. Em outras palavras, se você estiver recebendo medicamentos como Coumadin ou aspirina, que atuam no mecanismo de coagulação sangüínea — como é o caso de alguns pacientes com problemas cardíacos —, deve evitar por completo os suplementos de vitamina E, ou pelo menos consultar o seu médico antes de fazer uso desta vitamina. A vitamina E, que também é um anticoagulante, pode exacerbar o efeito anticoagulante no seu sangue.

Além disso, os resultados são conflitantes no tocante a um possível aumento nos lipídios plasmáticos associado a doses elevadas de vitamina E. Para maior segurança, recomenda-se àqueles que estejam tomando vitamina E que realizem exames sangüíneos regulares (anualmente ou a cada seis meses) para dosagem do colesterol e outros lipídios.

Atenção: Mantenha sempre o seu médico informado acerca das vitaminas ou outros suplementos que esteja tomando. Esta informação é muito importante para se evitarem interações medicamentosas perigosas. Assim, sempre que seu médico perguntar quais as *drogas ou medicamentos* que você está tomando, mencione também as suas vitaminas e suplementos minerais.

A vitamina C em doses relativamente elevadas — em geral na faixa de 4.000mg ou mais por dia — pode soltar o intestino ou causar diarréia em algumas pessoas. Se você perceber este efeito colateral, deve reduzir a dose até que os problemas intestinais desapareçam. As pessoas com história de cálculos renais também devem ter cautela ao tomar um excesso de vitamina C. Motivo: a vitamina C é hidrossolúvel, sendo excretada através dos rins, o que pode aumentar o risco de cálculos renais.

Além disso, tome cuidado com os possíveis efeitos nocivos da vitamina C *mastigável*. Este produto pode causar acidez na boca e dissolver o esmalte dentário! Os pesquisadores que estudaram este problema recomendam que as pessoas dêem preferência a comprimidos de vitamina C que possam ser engolidos. (Veja *American Journal of Dentistry*, 1992, vol. 5, p. 269.)

Não foram mencionados efeitos tóxicos do betacaroteno em pessoas normais e saudáveis, a menos que a pró-vitamina seja ingerida junto com quantidades relativamente elevadas de álcool ou por fumantes inveterados. Esta conclusão se baseia em um estudo de 1993 realizado no Centro de Assuntos Médicos dos Veteranos, no Bronx, em Nova York, envolvendo babuínos "alcoólatras". Os animais receberam doses excessivas de álcool e também 30mg de betacaroteno por dia (o equivalente a 50.000 UI por dia). Os babuínos que receberam álcool e betacaroteno exibiram lesão hepática mais acentuada do que o grupo que tomou apenas álcool.

Qual a quantidade de álcool que pode ser tomada com segurança junto com o betacaroteno? No momento, ainda não existem estudos definitivos que respondam a esta pergunta; ofereço, porém, a minha recomendação, baseada nas melhores informações disponíveis.

Se você está tomando betacaroteno, recomendo que não beba mais do que 30ml de álcool puro por dia — o que é equivalente a dois copos médios com 120ml de vinho, duas cervejas ou um drinque variado. Se você bebe demais (na faixa de 120 a 180ml de álcool puro por dia), deve evitar *por completo* a ingestão de betacaroteno.

Além disso, se você bebe esporadicamente, ou com moderação, tome o betacaroteno pelo menos quatro horas antes ou após a ingestão do álcool. Por exemplo, é melhor tomar o betacaroteno com o café da manhã, e caso você beba, faça-o à noite. O betacaroteno também pode ser nocivo se você fumar mais de um maço de cigarros por dia.

Orientação 2: Prefira Vitamina E Natural

Vários estudos, citados no *Nutrition Action Health Letter* de janeiro-fevereiro de 1993, indicam que a vitamina E natural é mais bem utilizada pelos nossos organismos do que a vitamina E sintética. Por exemplo, os pesquisadores no Conselho Nacional de Pesquisa do Canadá constataram, em estudos com animais, uma quantidade maior de vitamina E presente em vários órgãos, tecidos e líquidos daqueles que estavam tomando suplementos de vitamina E natural, em contraste com os que estavam tomando suplementos sintéticos. Os canadenses também confirmaram a maior probabilidade da presença da vitamina E natural no sangue e no plasma de seres humanos, em contraste com a versão sintética.

A vitamina E natural é extraída de óleos vegetais, como a soja, enquanto que os suplementos sintéticos são provenientes do petróleo ou da terebintina. Como se pode conhecer esta diferença no suplemento? Ao comprar a vitamina E, verifique o rótulo, mas não confie apenas na afirmação de que o produto contém "vitamina E natural". Ela pode ser verdadeira para suplementos que contêm apenas 10% de vitamina natural e 90% de vitamina sintética. Assim, o melhor é informar-se sobre o nome técnico da vitamina. A vitamina E natural verdadeira é chamada "d-alfa tocoferol" ou "d-alfa tocoferil". Em contraste, a vitamina E sintética apresenta um "l" após o "d", como em "dl-alfa tocoferol" ou "dl-alfa tocoferil".

Você também pode encontrar as palavras "acetato" ou "succinato" após a designação vitamina E. Estes termos indicam moléculas orgânicas em nosso organismo, que são encontradas em reações que produzem energia nas células. Alguns dão preferência a estes tipos de vitamina E, pois eles têm uma tendência a possuir maior atividade biológica.

Embora muitos especialistas acreditem que a vitamina E natural seja mais bem absorvida e utilizada pelo organismo, um estudo recente mostrou que a vitamina E sintética é igualmente eficaz na proteção contra a oxidação do colesterol LDL ("ruim") em 16 homens e mulheres que tomaram 1.600 UI de vitamina E diariamente durante oito semanas. (Veja *Arteriosclerosis and Thrombosis*, 1993, Vol.13, p. 601.) Mesmo assim, as evidências atuais me fazem ainda recomendar a utilização da forma natural de vitamina E.

Orientação 3: Utilize Betacaroteno, e não Vitamina A

Você deve comprar apenas betacaroteno, que é um *precursor* da vitamina A, e não a própria vitamina A. O betacaroteno, também chamado de pró-vitamina, é encontrado naturalmente em vegetais amarelos e verdes, como cenoura, abóbora, batata doce, milho, couve, espinafre e nabo. O betacaroteno pode ser transformado em vitamina A através de numerosos processos biológicos.

A vitamina A pronta é encontrada naturalmente em alimentos de origem animal, como fígado, manteiga e ovos. Entretanto, quando ingerida em doses superiores a 5.000 UI, pode surgir toxicidade em algumas pessoas. Entre outras coisas, ela pode causar visão embaçada, queda de cabelos, aumento do fígado e do baço ou defeitos congênitos.

Assim, ao comprar betacaroteno, evite os comprimidos que também contenham vitamina A. A única combinação para o "coquetel" deve incluir os três principais antioxidantes — vitamina E, vitamina C e betacaroteno — e possivelmente selênio, em quantidades não superiores a 50 a 100 microgramas.

Orientação 4: Os Homens Precisam de mais Vitamina C do que as Mulheres

Vários estudos mencionam que os homens precisam de mais vitamina C do que as mulheres, talvez pelo fato de serem maiores que as mulheres e necessitarem globalmente de mais nutrientes. Dois estudos distintos publicados em exemplares do *Journal of Clinical Nutrition*, em 1987 e 1988, mostraram que os homens precisam de três vezes mais vitamina C alimentar do que as mulheres para manter níveis plasmáticos elevados da vitamina.

Do mesmo modo, estudos acerca de antioxidantes e cataratas publicados pelo Laboratório de Pesquisa em Nutrição e Visão, do Centro de Pesquisa Nutricional Humana no Envelhecimento, da Universidade Tufts, sugerem que, para retardar o aparecimento de cataratas, os homens devem ingerir mais de 500mg de vitamina C por dia, e as mulheres, mais de 200mg.

De acordo com estes e outros achados relacionados, recomendo que todas as pessoas pesadas — homens e mulheres com mais de 90kg — aumentem a sua ingestão de todos os suplementos antioxidantes.

Orientação 5: Se Você Pratica Exercícios Moderados a Pesados, Deve Aumentar sua Ingestão de Todos os Antioxidantes Recomendados

Visto que os exercícios, em especial os exercícios pesados, produzem radicais livres adicionais, o organismo precisa de uma quantidade maior de antioxidantes para se defender das lesões. O Dr. Lester Packer, um dos pioneiros nas pesquisas acerca de radicais livres e antioxidantes, da Universidade da Califórnia, em Berkeley, apresentou a seguinte conclusão em um relatório publicado em 1991 no *American Journal of Clinical Nutrition*: "Dado que a vitamina E antioxidante é consumida pelos tecidos do corpo durante o aumento dos exercícios físicos, os resultados sugerem a necessidade de um aumento dessa vitamina durante o treinamento de resistência."

Packer menciona um estudo acerca de seres humanos envolvidos em exercícios extenuantes que reduziram significativamente a sua produção de pentano (um sinal de atividade dos radicais livres no ar expirado) tomando 1.200 UI de vitamina E durante duas semanas. De acordo com estes achados, recomendo que os indivíduos que praticam exercícios pesados, e também as pessoas que pesem mais de 90kg, tomem diariamente 1.200 UI de vitamina E.

Orientação 6: Tome as Suas Vitaminas Junto com as Refeições e, se Possível, em Diferentes Ocasiões Durante o Dia

O Dr. G. E. Desauiniers, da Clínica Médica Shute, no Canadá, afirmou que a vitamina E é mais bem absorvida quando ingerida junto com as refeições, em vez de com o estômago vazio. Embora os achados nesta área sejam escassos, sugiro que você tome todos os suplementos antioxidantes junto com as refeições, para que possam ser absorvidos juntamente com os alimentos.

Além disso, é possível que grandes quantidades de vitamina C tomadas de uma só vez sejam eliminadas na urina ou nas fezes. Por isso, se possível, compre as suas vitaminas em comprimidos menores para que obtenha a posologia total em duas ou três doses ao longo do dia. Isto é particularmente recomendável para a vitamina C em doses superiores a 500mg.

Orientação 7: Preste Atenção à Quantidade de Vitaminas Que Você Compra

É muito importante prestar atenção à quantidade de vitaminas que você compra; pois você pode acabar tomando muito pouco ou demais. Aqui está um resumo do que você deve verificar:

A vitamina C geralmente é vendida em miligramas, mas se você comprá-la em grandes quantidades, poderá encontrar referências em *gramas*. Lembre-se: 1.000 miligramas = 1 grama.

A vitamina E geralmente é vendida em "unidades internacionais", mas se você comprar uma apresentação que utilize miligramas, lembre-se que 1 miligrama de vitamina E é igual a aproximadamente 1 unidade internacional (UI) de vitamina.

O betacaroteno geralmente é comercializado em unidades internacionais, ou "UI". Mas, às vezes, você encontrará referências a miligramas de betacaroteno, e, neste caso, ao contrário da vitamina E, pode haver alguma dificuldade na tradução.

Uma UI de betacaroteno é igual a 0,6 microgramas do nutriente, ou 0,0006 miligramas. (1 miligrama contém 1.000 microgramas, e 1 grama contém um milhão de microgramas.) Assim, para converter UI de betacaroteno em miligramas, você terá de multiplicar o número de UI por 0,0006. Para transformar miligramas em UI de betacaroteno, divida o número de miligramas por 0,0006.

Suponha que um comprimido contenha 25.000 UI de betacaroteno. Você pode transformar isto para miligramas multiplicando por 0,0006, o que dará um resultado de 15 miligramas. Se você ler um estudo onde os participantes tomaram diariamente suplementos de 30 miligramas de betacaroteno, pode dividir este valor por 0,0006 e obter o equivalente a 50.000 UI.

Orientação 8: Verifique o Prazo de Validade Antes de Comprar

As regras que regem os prazos de validade para as vitaminas e os suplementos minerais são, no momento, muito menos rigorosas do que as existentes para outros alimentos e medicamentos. O prazo de validade em um frasco de vitamina depende mais ou menos do fabricante. Mesmo assim, vale a pena verificar estes prazos para evitar comprar suplementos cujo prazo expira em seis a nove meses. Se possível, procure encontrar suplementos com prazo de validade de um ano ou mais. Assim, você pode se tranqüilizar quanto a estarem razoavelmente frescos.

Orientação 9: Procure Ingerir a Quantidade Mínima de Antioxidantes Recomendada Para Você

Os principais problemas associados com a ingestão de vitaminas E, C e betacaroteno estão relacionados aos efeitos colaterais mencionados na Orientação 1. Se você obedecer àquelas recomendações e não perceber nenhum efeito colateral, é pouco provável que esteja tomando uma dose excessiva de antioxidantes, seja na sua alimentação ou na forma de suplementos. Por outro lado, se estiver tomando uma quantidade muito pequena, talvez não obtenha os benefícios completos do "coquetel antioxidante".

Desta forma, a menos que você perceba algum dos efeitos colaterais ou um médico qualificado lhe dê instruções para suspender o uso de suplementos por causa de alguma condição clínica ou medicamento que você esteja tomando (como um anticoagulante), procure obedecer às recomendações mínimas na tabela. O principal motivo para se evitar o uso de quantidades maiores dos suplementos é o fato de os estudos científicos atuais não demonstrarem benefícios com posologias maiores. Com estas orientações em mente, consulte a tabela para encontrar as recomendações antioxidantes apropriadas para o seu caso.

Embora as orientações dadas anteriormente acerca das recomendações antioxidantes talvez tenham respondido a muitas das suas perguntas, várias outras surgem no que diz respeito aos suplementos. Em particular, tenho ouvido muitas perguntas acerca de como os suplementos de antioxidantes podem afetar os níveis de colesterol e da pressão arterial; o risco do fumo para a saúde; e a atuação sobre o sistema imune.

Recomendações Diárias de Vitaminas e Minerais

Idade	*5-12*	*13-21*	*22-50*	*Acima de 50*	*Praticantes de exercícios pesados com mais de 90kg*
Vitamina C					
Mulheres:	500mg	500mg	1.000mg	1.000mg	2.000mg
Homens:	500mg	1.000mg	1.500mg	2.000mg	3.000mg
Vitamina E					
Mulheres:	200UI	400UI	400UI	600UI	1.200UI
Homens:	200UI	400UI	400UI	600UI	1.200UI
Betacaroteno					
Mulheres:	10.000UI	25.000UI	25.000UI	50.000UI	50.000UI
Homens:	10.000UI	25.000UI	25.000UI	50.000UI	50.000UI
Selênio (opcional)					
Mulheres:	50mcg	50mcg	50mcg	50mcg	100mcg
Homens:	50mcg	50mcg	50mcg	50mcg	100mcg

Os Antioxidantes Podem Afetar os meus Níveis de Colesterol?

O fato mais importante a ser lembrado quando se toma um antioxidante é que ele *atua prevenindo as doenças do coração independentemente de qualquer alteração que possa ocorrer nos seus níveis de colesterol.* No momento, o principal herói no combate aos radicais livres que oxidam o colesterol LDL "ruim" e que promovem a formação da placa, que entope as artérias, é a vitamina E. Cada vez mais, as evidências também indicam que a vitamina C ajuda a promover a função protetora da vitamina E. Como venho enfatizando neste livro, esta afirmativa representa a opinião mais recente entre os cientistas.

Ao mesmo tempo, *não* estou dizendo, como também a maioria dos outros especialistas, que a nossa compreensão acerca do papel dos antioxidantes na prevenção das doenças cardíacas signifique que o seu nível de colesterol não seja mais importante. Pelo contrário, um programa antioxidante deve estar associado a uma dieta com pouca gordura e a outras estratégias para reduzir o colesterol.

De fato, aparentemente os antioxidantes oferecem um duplo benefício para alguns indivíduos que também se preocupam com os níveis de colesterol. Além de se protegerem contra os radicais livres, estas pessoas também podem notar uma redução dos seus níveis de colesterol total e um aumento do nível de colesterol HDL "de boa qualidade".

Antes de avançarmos neste assunto, contudo, deixe-me lembrar alguns fatos acerca da terminologia do colesterol e dos lipídios (gordura no sangue) em relação ao seu organismo. (Para informações adicionais, consulte o meu livro *Como Controlar o Colesterol,* 1989.)

O valor do *colesterol total* no seu sangue é expresso em "miligramas por decilitro", ou mg/dl. O melhor é que o seu nível de colesterol total fique abaixo de 200 mg/dl, apesar de existirem valores ideais mais específicos para homens e mulheres com diferentes idades, que estão enumerados nas tabelas do livro *Como Controlar o Colesterol.* Os estudos estabeleceram que, à medida que o colesterol total se eleva em 1% acima de 200, o risco de se apresentar uma doença cardíaca ou cardiovascular aumenta em 2%.

Normalmente, o colesterol total é constituído, em sua maior parte, por "lipoproteínas de baixa densidade", ou *colesterol LDL.* Este é o tipo de colesterol "ruim", pois estas partículas são aquelas que, quando oxidadas pelos radicais livres e combinadas com os macrófagos (um tipo de leucócito), formam a placa e o entupimento das artérias. Em geral, os valores do colesterol LDL devem ficar abaixo de 130 mg/dl, embora este valor possa variar conforme a idade e o sexo.

Um outro importante componente do colesterol total é a "lipoproteína de alta densidade", ou *colesterol HDL.* Níveis elevados destas partículas, também chamadas de colesterol "bom", estão associados a um menor risco de doença cardiovascular e ataques cardíacos. O valor do colesterol HDL deve ser 45 mg/dl ou mais para homens, e 55 mg/dl ou mais para mulheres. Para uma proteção melhor, os homens e mulheres devem apresentar níveis ainda mais elevados.

Por fim, é importante saber conhecer a *relação* entre o seu colesterol total e o colesterol HDL. Uma relação excelente não deve ser superior a 4,0 para homens e 3,2 para mulheres — sendo que homens e mulheres com menos de 39 anos de idade devem apresentar valores ainda mais baixos.

Esta relação é calculada da seguinte forma: Se o valor do seu colesterol total for 180, e do seu colesterol HDL, 60, esta relação é expressa em uma fração, 180/60; cujo resultado é uma relação de 3,0.

Embora a relação entre o colesterol total e o HDL ainda possua grande importância, ultimamente tem-se dado mais atenção aos valores absolutos do colesterol HDL. Alguns pesquisadores acreditam que um colesterol HDL abaixo de 35 mg/dl seja o melhor indicador isolado de possíveis eventos coronários no futuro.

Outros estudos realizados pelo Dr. Scott Grundy na Faculdade de Medicina da Universidade do Texas, em Dallas, identificaram o chamado "quarteto mortal", que é uma combinação da taxa de glicose (açúcar) elevada no sangue, níveis elevados de triglicerídeos, pressão alta e colesterol HDL baixo no mesmo paciente. Dois fatores adicionais que contribuem para este problema são o peso excessivo e a inatividade; é possível, porém, que fatores genéticos também estejam envolvidos.

No passado, acreditávamos que a única maneira da maioria das pessoas reduzir seu colesterol total e o colesterol LDL "ruim" fosse consumir uma dieta com pouca gordura, especialmente com poucas gorduras saturadas e poucos alimentos ricos em colesterol. Também ensinávamos que o colesterol HDL "bom" poderia ser aumentado através do treinamento de resistência, como correr alguns quilômetros por semana. Apenas recentemente é que passamos a encarar com maior seriedade uma série de estudos que indicam que os antioxidantes são capazes de influenciar os níveis de colesterol em algumas pessoas.

Por exemplo, David Trout, um pesquisador do Departamento de Agricultura dos Estados Unidos, resumiu alguns achados relacionados ao colesterol em 1991, no *American Journal of Clinical Nutrition.* Ele mencionou que, por mais de uma década, já era conhecido o efeito da ingestão diária de 500mg a 1.000mg de vitamina C na redução do colesterol total em um grande número de pessoas com dietas pobres em vitamina C ou níveis elevados de colesterol total. Nos três estudos que ele cita, a diminuição no colesterol total em pessoas que estavam tomando vitamina C superou 10%.

Um outro estudo feito por C. R. Spittle, publicado no periódico médico britânico *Lancet*, em 1971, mostrou que a administração de 1.000mg diários de vitamina C para um grupo de indivíduos com níveis normais de colesterol reduzia o colesterol total em média 8%. Outros estudos semelhantes não conseguiram um efeito similar.

Quanto ao efeito da vitamina C sobre o colesterol HDL "bom", três pesquisas citadas pelo Dr. Trout mencionam uma correlação positiva entre a quantidade de ácido ascórbico (vitamina C) no sangue e os níveis de colesterol HDL. Dois destes estudos envolviam homens idosos, e um tratava de mulheres idosas. Por outro lado, os estudos acerca de homens jovens, na faixa dos trinta anos, não demonstraram esta correlação.

Em resumo, possuímos algumas pesquisas científicas preliminares que indicam que a vitamina C é capaz de reduzir o colesterol total e elevar o colesterol HDL "bom", especialmente em homens e mulheres com 50 anos ou mais. De fato, encontrei algumas evidências clínicas envolvendo a família de um de meus pacientes que foi um dos primeiros a aplicar os princípios da Revolução Antioxidante que corroboram os resultados destes estudos.

Uma Resposta Familiar: Estudo de um Caso acerca do Poder dos Antioxidantes sobre o Colesterol

Meu paciente, que chamarei de Jim, é um nova-iorquino de 52 anos de idade, que lutava com problemas relacionados a níveis muito baixos de colesterol HDL "bom", durante muitos anos. O seu irmão de 47 anos, Kevin, de Montana, também estava preocupado com o nível relativamente baixo de HDL e níveis elevados de colesterol total. Grace, de 77 anos, mãe dos dois, e que morava na Geórgia, também sofria de colesterol total elevado e colesterol HDL baixo.

A Mãe do Estado da Geórgia

Grace estava diante de um importante problema relacionado ao colesterol total. Um exame de sangue realizado em outubro de 1992 mostrava que ela apresentava um nível de colesterol de 259mg/dl — um resultado que a colocava em uma categoria de alto risco para o surgimento de doença cardíaca. Na sua idade, para obter uma proteção adequada contra as doenças cardiovasculares, o seu nível de colesterol total deveria estar abaixo de 227.

Os seus níveis de lipídios no sangue também causavam preocupações. O valor do colesterol HDL "bom" era apenas 45 outra vez, um resultado que a colocava em risco elevado de problemas coronarianos. Para dispor de uma proteção ideal, o seu nível de HDL deveria estar acima de 74.

Havia ainda um outro problema. O valor do seu colesterol "ruim" ou lipoproteína de baixa densidade (LDL) era 163, um outro valor elevado que a colocava em uma categoria de risco moderado para doença cardíaca. Os seus níveis de LDL deveriam ser de 149 ou menos, para lhe oferecer uma boa proteção.

Por fim, a relação entre o colesterol total de Grace e o colesterol HDL era 5,76, um resultado que a colocava em uma categoria de risco bastante elevado para o surgimento de cardiopatia. Esta relação deveria ser de 3,2 ou menos para lhe conferir uma boa proteção.

De fato, Grace participava de um programa vigoroso e regular de caminhadas há mais de um ano. Ela caminhava diariamente em um ritmo acelerado por mais de uma hora, cinco a seis dias por semana. Este tipo de exercício de resistência com freqüência aumenta bastante os níveis de HDL. No caso desta senhora, porém, apesar de ela se sentir muito bem e com bastante vigor, a intervenção não melhorou o seu nível de HDL.

O médico de Grace, muito preocupado com este desequilíbrio no colesterol, prescreveu um medicamento (Zocor) para reduzir o colesterol. Este tratamento teve sucesso, reduzindo o seu nível de colesterol total para 194, e o nível de colesterol LDL "ruim" para 90. Além disso, o nível de colesterol HDL "bom" subiu para 62. Com estes resultados e uma nova relação de 3,1, ela dispõe agora de uma excelente proteção contra a doença cardíaca.

O perfil do colesterol de Grace melhorou de tal maneira, que o seu médico a orientou no sentido de reduzir à metade a dosagem do medicamento Zocor. O valor do colesterol total, porém, voltou a girar acima de 250, e o nível de HDL baixou, o que causou um aumento na relação. Em outras palavras, o risco de surgimento de uma doença cardíaca tornou a aumentar.

Foi neste momento que o seu filho Jim, de Nova York, lhe falou acerca dos benefícios potenciais dos antioxidantes especificamente, as vitaminas E, C e o betacaroteno. Ela começou a tomar diariamente doses de 1.000 UI de vitamina E; 500mg de vitamina C e 25.000 UI de betacaroteno. (Estas quantidades são um pouco menores do que as que recomendo para uma mulher com esta idade e grau de atividade. Especificamente, recomendo a mulheres de todas as idades que praticam exercícios pesados que tomem 1.200 UI de vitamina E; 2.000mg de vitamina C e 50.000 UI de betacaroteno.)

Os resultados com estas pequenas quantidades foram bastante encorajadores. O último exame de colesterol de Grace, realizado em setembro de 1993, cerca de cinco meses após o início do uso de antioxidantes, tinha o seguinte resultado:

Colesterol total:	228
Colesterol HDL (bom)	102
Colesterol LDL (ruim):	77
Relação colesterol total/HDL:	2,24

Estes resultados eram notáveis. O colesterol HDL desta senhora aumentou mais de 65% em relação aos valores que ela apresentava antes de iniciar o programa antioxidante. Além disso, a relação que ela apresentava diminuiu para um nível menor e mais seguro. Mesmo quando ela estava tomando apenas o medicamento para reduzir o colesterol, o seu colesterol HDL estava mais baixo, e a relação maior do que quando ela estava tomando Zocor mais os antioxidantes.

É possível perceber que o valor do colesterol total ainda está aparentemente elevado, porém uma grande parte do total é constituída pelo colesterol HDL "bom", e só um pouco pelo colesterol LDL "ruim". Nunca me preocupo com o colesterol total quando uma pessoa apresenta um perfil lipídico parecido com o de Grace.

Qual o motivo destas alterações benéficas? É possível que os seus valores muito elevados de colesterol HDL, os baixos valores de LDL e a excelente relação tenham sido afetados pelos suplementos antioxidantes. Também é possível que os suplementos tenham atuado em conjunto com o Zocor prescrito, melhorando o equilíbrio do colesterol.

É importante notar que estou enfatizando os *possíveis* efeitos favoráveis dos antioxidantes sobre os níveis do colesterol. Ainda não existem evidências científicas definitivas de que eles sejam capazes de corrigir um perfil lipídico anormal.

O Filho de Nova York

Os exames de sangue de Jim, com 52 anos, que era meu paciente há 12 anos, constantemente apresentavam baixos níveis de colesterol HDL, em geral na faixa dos 30. Por exemplo, em fevereiro de 1992, o valor do HDL era de 36 — um valor que o colocava em uma categoria de elevado risco coronariano para sua faixa etária.

Doses baixas de niacina (1.000-1.500mg por dia), um potente medicamento para reduzir o colesterol, o ajudaram a manter o seu nível de colesterol abaixo de 200 na maioria de suas consultas. Contudo, o seu valor muito baixo de HDL não era afetado pelo medicamento, e, conseqüentemente, a sua relação era bastante elevada, colocando-o no topo de um grupo de risco elevado.

No exame de fevereiro de 1992, o colesterol total de Jim estava em uma faixa de baixo risco, 196. A relação entre o seu colesterol total e o colesterol HDL, porém, era de 5,4, ou seja, uma faixa de risco moderado.

Jim então abraçou o meu programa Revolução Antioxidante. Ele já praticava exercícios regularmente há quase 20 anos, alternando corridas lentas e esportes com raquete, três a quatro vezes por semana. Além disso, praticava um programa regular de fortalecimento, que consistia em exercícios calistênicos e alguns exercícios com pesos, três a quatro vezes por semana. A este programa de exercícios, ele acrescentou, a partir de agosto de 1992, suplementos vitamínicos antioxidantes nas seguintes doses diárias:

25.000 UI de betacaroteno
400 UI de vitamina E
1.000mg de vitamina C

Devo mencionar que ele já tomava duas destas vitaminas com alguma regularidade antes de aumentar a sua dose para os valores mencionados. Especificamente, em geral ele tomava 400 UI de vitamina E e 500mg de vitamina C. Eu acreditava que estas doses, relativamente limitadas, talvez não funcionassem com ele, e, de fato, elas pareciam não ter influência no seu perfil do colesterol.

Porém, o quadro mudou após Jim aumentar a sua posologia antioxidante. Quando ele realizou um novo exame sangüíneo, cerca de cinco semanas após o início deste novo programa antioxidante, o seu perfil do colesterol tinha o seguinte aspecto:

Colesterol Total: 205
Colesterol HDL: 45
Colesterol LDL: 140
Relação colesterol total/HDL: 4,6

Apesar de o colesterol total estar um pouco maior do que no exame anterior, a relação estava agora muito mais baixa, próxima do limiar de baixo risco para sua faixa etária, ou seja, uma relação de 4,2. A chave para esta transformação foi o aumento significativo no colesterol HDL "bom". Ele apresentou um aumento notável de 25% na HDL!

Esta melhoria persistiu até o seu exame físico seguinte, realizado em abril de 1993. Os exames de sangue naquela ocasião revelaram os seguintes valores:

Colesterol Total: 194
Colesterol HDL: 47

Colesterol LDL: 121
Relação Colesterol Total/HDL: 4,1

Nessa ocasião, o colesterol total de Jim havia caído, assim como o seu colesterol LDL "ruim". Visto que sua dieta não havia se modificado durante esse período, é bastante provável que o programa antioxidante tenha desencadeado tais reduções.

Ao mesmo tempo, os valores do HDL subiram um pouco mais, chegando a um auge jamais registrado neste paciente. Com 47 mg/dl, o HDL passava para uma faixa de risco moderado e se aproximava do nível de baixo risco, que se inicia nos 52 mg/dl. Havia agora um aumento de 30,5% na HDL em relação ao exame de sangue realizado antes de Jim ter iniciado uma dosagem completa de suplemento antioxidante. Ainda mais importante, a relação colesterol total/HDL colocava Jim, agora, em uma categoria de baixo risco coronariano.

O que teria causado tão notável melhoria? Aparentemente, o programa antioxidante teve uma grande influência na elevação dos níveis de HDL, melhorando a relação e talvez diminuindo o colesterol total e o colesterol LDL "ruim". Assim como ocorrera com sua mãe, o medicamento (niacina) de Jim pode ter interagido com os suplementos de vitamina para produzir a alteração nos níveis de colesterol. Ou talvez os antioxidantes tenham realizado a tarefa sozinhos.

Para verificar o que acontece com um indivíduo que toma antioxidantes sem um medicamento para reduzir o colesterol, solicitei um perfil sangüíneo no irmão de Jim, Kevin, que mora em Montana.

O Filho de Montana

Kevin, de 47 anos, não tomava nenhum medicamento ao realizar três exames de sangue ao longo de um período de quatro anos e meio. O primeiro desses exames, em junho de 1989, mostrou os seguintes resultados:

Colesterol Total: 254
Colesterol HDL: 51

Colesterol LDL: 168
Relação Colesterol Total/HDL: 4,98

Como podemos ver, o colesterol total estava elevado, colocando-o em uma categoria de alto risco para doença coronariana. De fato, Kevin estava bem próximo do nível de risco muito elevado para sua idade, que se inicia em 257. O seu colesterol LDL ruim também estava em uma área de alto risco.

Por outro lado, ao contrário de sua mãe e de seu irmão, o colesterol HDL bom de Kevin estava próximo do normal apesar de colocá-lo, ainda, em uma categoria de risco moderado. Aparentemente, ele não sofre do problema genético que mantém a HDL de seus outros parentes em níveis anormalmente baixos. Devido à sua HDL mais elevada, a relação de Jim era melhor do que os exames anteriores de seu irmão, apesar de ele ainda estar em uma categoria de risco coronariano elevado com este valor em particular.

Nesta ocasião, Kevin praticava poucos exercícios e prestava pouca atenção à sua dieta. Também não tomava nenhum suplemento antioxidante. Contudo, logo após este exame, ele se tornou mais ativo, correndo 3.200 metros, duas a três vezes por semana, e escalando montanhas próximas pelo menos uma vez por semana. Quando realizou um exame de sangue em outubro de 1989, havia algumas alterações discretas nos seus lipídios sangüíneos:

Colesterol Total: 237
Colesterol HDL: 52
Colesterol LDL: 161
Relação Colesterol Total/HDL: 4,6

O aumento de um ponto no colesterol HDL "bom" pode ter sido causado pelo aumento dos exercícios ou talvez por uma variação laboratorial. De qualquer maneira, com 52 mg/dl, ele corria agora um baixo risco coronariano, estando na categoria de "proteção excelente" para o valor da HDL. A resposta aparente de Kevin aos exercícios de resistência é comum em muitas pessoas, embora nem sua mãe nem seu irmão, que praticavam exercícios regularmente, tenham demonstrado esta capacidade.

O peso e a dieta de Kevin permaneceram constantes durante aquele período de seis meses, mas uma vez que ele estava praticando mais exercícios do que antes, podemos admitir que a sua massa muscular tenha aumentado e a sua gordura diminuído. Esta modificação poderia explicar a diminuição do colesterol total e do colesterol LDL, que tendem a aumentar quando aumenta a gordura do corpo. Dado que o colesterol total diminuiu e a HDL aumentou, a relação de Kevin apresentou alguma melhora.

Em 1993, Kevin era ainda mais sedentário do que em outubro de 1989. Havia engordado um quilo, comia sobremesas extras (incluindo bolos e tortas com freqüência), e afirmou que "não estava praticando exercícios" e trabalhava durante muito tempo. De qualquer modo, começou um programa diário de suplementos antioxidantes em abril de 1993. Especificamente, passou a tomar 1.000mg de vitamina C (que diminuiu para 500mg em julho de 1993). Também tomava doses diárias de 25.000 UI de betacaroteno e 400 UI de vitamina E.

Quando realizou um exame de sangue em outubro de 1993, os resultados foram os seguintes:

Colesterol Total: 248
Colesterol HDL: 52
Colesterol LDL: 166
Relação Colesterol Total/HDL: 4,77

Apesar de ele ter negligenciado os exercícios e os hábitos alimentares, houve pouca alteração no perfil sangüíneo, em comparação com outubro de 1989. O colesterol total e o colesterol LDL "ruim" subiram um pouco, sem dúvida em conseqüência de sua dieta rica em gorduras e do aumento de peso. Ainda assim, o colesterol HDL permaneceu o mesmo de quando ele praticava exercícios regulares.

Quais as conclusões que podemos tirar do exame de sangue de Kevin? As alterações favoráveis nos seus níveis sangüíneos de colesterol (ou lipoproteína) provavelmente não traduzem a utilização de suplementos antioxidantes. Mas, com certeza, podemos esperar uma prevenção da oxidação da LDL na parede arterial. Além disso, afirmo que se ele tivesse acrescentado exercícios regulares de baixa intensidade para resistência ao seu programa, o seu perfil sangüíneo do colesterol estaria muito melhor.

Um estudo relacionado realizado por Scott Grundy mostrou que a ingestão de três vitaminas antioxidantes — as vitaminas E, C e o betacaroteno — fornece maior proteção contra a oxidação da LDL do que a ingestão de qualquer vitamina isolada. Estes achados constituem o fundamento lógico não apenas para a interação benéfica dos suplementos, mas também para a utilização do coquetel "antioxidante tríplice" visando à proteção contra a doença coronariana. Contudo, são necessários estudos adicionais para determinar o grau de influência dos suplementos antioxidantes em diferentes grupos da população.

É Possível Reduzir a Pressão Arterial com os Suplementos Antioxidantes?

Uma série de estudos iniciados em 1978 nos Estados Unidos, no Japão e na Finlândia, envolvendo homens e mulheres de várias idades, estabeleceu que quantidades elevadas de vitamina C na dieta resultam em valores menores para a pressão arterial sistólica e diastólica.

Um lembrete: A pressão sistólica, a "maior" ou o primeiro número na leitura da pressão arterial, indica em milímetros de mercúrio (mm Hg) a força do sangue contra a parede arterial em cada batimento cardíaco. A pressão diastólica é a "menor" ou o segundo número na leitura, que indica a força do sangue contra a parede vascular quando o coração está "em repouso" entre os batimentos. A pressão arterial normal é 120/80mm Hg.

Confirmando achados iniciais, o pesquisador E. T. Koh realizou um estudo acerca de 23 mulheres levemente hipertensas, publicado em 1984 no *Journal of the Oklahoma Medical Association.* A pressão sistólica destas mulheres variava entre 140-160mm Hg, e a pressão diastólica estava entre 90-100mm Hg. Elas receberam 1.000mg de ácido ascórbico (vitamina C) diariamente durante três meses e apresentaram uma redução média de sete pontos na pressão sistólica e uma redução de quatro pontos na pressão diastólica.

O Dr. David Trout, do Laboratório de Nutrição com Carboidratos, do Centro de Pesquisa Nutricional Humana de Beltsville, Departamento de Agricultura dos Estados Unidos, conduziu um estudo não publicado envolvendo 12 pacientes levemente hipertensos com idades entre 35 e 74 anos. Inicialmente, eles receberam 1.000mg de vitamina C durante um período de seis semanas. Após uma interrupção de duas semanas, eles receberam um placebo por seis semanas. O período de vitamina C elevada resultou em uma redução da pressão arterial sistólica, mas não da diastólica, naquele grupo.

O que se pode concluir destes achados? O uso de suplementos de vitamina C nas quantidades recomendadas neste livro — 1.000mg ou mais — parece nitidamente recomendável para os indivíduos com pressão alta. Concordo com o Dr. Trout, que afirma:

> Aparentemente, a pressão arterial é suscetível aos efeitos de um acréscimo de AA (ácido ascórbico, ou vitamina C) mesmo quando o perfil da vitamina C é considerado bom ou excelente. Este achado é novo e muito importante, e merece verificação adicional.

Os Fumantes e os Indivíduos Expostos à Fumaça Colateral Podem de Alguma Forma Ser Protegidos pelos Antioxidantes?

Meu primeiro e maior mandamento para uma boa saúde sempre foi "Não Fume!" — e eu aindo assino embaixo desta afirmativa. Contudo, em minhas pesquisas acerca dos radicais livres, fiquei surpreso em aprender que os antioxidantes — especialmente quando ingeridos em doses elevadas — podem conferir uma importante proteção aos fumantes contra o câncer de pulmão e a lesão dos radicais livres.

Aqui estão algumas evidências científicas:

Betacaroteno. O Estudo da Intervenção em Múltiplos Riscos, iniciado entre 1973 e 1975, e publicado em 1989, mediu a relação entre os níveis séricos de betacaroteno e o surgimento de câncer pulmonar. Os pesquisadores notaram que os níveis de betacaroteno eram significativamente menores nos fumantes que apresentaram câncer de pulmão do que nos fumantes que não desenvolveram câncer.

De acordo com Anthony Diplock, citado em 1991 no *American Journal of Clinical Nutrition*, este estudo mostra que "os resultados fornecem evidências de um efeito protetor do betacaroteno contra o câncer pulmonar em fumantes".

O estudo bastante comentado do Instituto Nacional do Câncer, em 1994, acerca de fumantes do sexo masculino na Finlândia, de fato revelou um aumento no câncer pulmonar entre os indivíduos que receberam doses elevadas de betacaroteno. Só que os participantes haviam fumado um maço de cigarros por dia durante 36 anos, só passando a receber suplementos durante alguns anos.

Vitamina E. Em 1991, Lester Packer, do Departamento de Biologia Celular e Molecular da Universidade da Califórnia, em Berkeley, analisou o papel protetor da vitamina E em diferentes sistemas biológicos, inclusive o corpo humano.

Ele afirmou, em um estudo acerca de fumantes, em 1988, que a eliminação de pentano na respiração dos fumantes podia ser suprimida pela ingestão de suplementos diários de 800 UI de vitamina E. (Você deve se lembrar que o pentano é um resíduo indicativo da presença de radicais livres.) Um outro estudo constatou que as secreções no trato respiratório baixo de fumantes eram deficientes em vitamina E, o que poderia ser corrigido relativamente pela ingestão diária de 2.400 UI de vitamina E durante três semanas. Os pesquisadores sugeriram que a deficiência de vitamina E em fumantes jovens pode expor o pulmão destes indivíduos a um dano maior causado pelos radicais livres.

Packer, que realizou estudos em animais, afirmou que a vitamina E consegue proteger os pulmões expostos à fumaça do cigarro ou ao ozônio (o poluente presente no ar urbano). Ele concluiu que "a vitamina E consegue proteger os pulmões dos danos associados à exposição à poluição do ar".

Você também deve se lembrar do estudo do Instituto Nacional do Câncer acerca de finlandeses fumantes do sexo masculino publicado em abril de 1994 no *The New England Journal of Medicine*, que mostrou diminuições importantes na incidência de câncer na próstata, câncer colo-retal e cardiopatia entre aqueles que tomavam vitamina E diariamente.

Vitamina C. O pesquisador Ronald Anderson, do Conselho de Pesquisa Médica da Unidade para Estudo da Função do Fagócito, Departamento de Imunologia, Instituto de Patologia, Universidade de Pretória, República da África do Sul, estudou o papel protetor das vitaminas C, E e do betacaroteno no combate à lesão dos radicais livres associada à fumaça do cigarro. Ele afirmou em 1991 que os níveis sangüíneos destes três antioxidantes estavam diminuídos em associação ao tabagismo.

Anderson concluiu que o excesso de radicais livres está associado à lesão tissular inflamatória e possivelmente ao carcinoma (câncer) brônquico em fumantes. Contudo, "parece que os antioxidantes nutricionais, vitamina C, vitamina E e betacaroteno, possuem alguma importância na prevenção da lesão pulmonar mediada por estes oxidantes (radicais livres)".

O benefício da vitamina C para fumantes foi reconhecido a ponto do valor oficial da D.D.R. para a vitamina C ter sido aumentado de 30mg para 60mg por dia em fumantes.

Aviso: Se você é fumante, tais estudos não devem tranqüilizá-lo! Embora estes achados indiquem ser possível conter os efeitos do fumo através de doses elevadas de suplementos antioxidantes, a melhor conduta ainda é evitar por completo o fumo. Mais precisamente, os antioxidantes conseguem superar apenas uma parte dos danos causados pela fumaça do cigarro — nada mais do que isso.

Os Suplementos Antioxidantes Conseguem Combater a AIDS?

Nos limites da pesquisa acerca dos antioxidantes e radicais livres está a questão da AIDS e do vírus, H.I.V., que causa a doença. Em uma conferência organizada pelo Instituto Nacional de Saúde em novembro de 1993, os cientistas apresentaram resultados que relacionaram o vírus da AIDS a uma atividade excessiva dos radicais livres. Eles enfatizaram que, nesta doença, os radicais livres são capazes de enfraquecer ou destruir o sistema imune do organismo.

Eis alguns dos resultados apresentados no encontro:

- Um estudo de Harvard indicou que o uso de antioxidantes conseguia conter a comunicação destrutiva e anormal entre as células do corpo, que ocorre na presença do vírus H.I.V.
- Um estudo da Faculdade de Higiene e Saúde Pública Johns Hopkins encontrou uma deficiência de vitamina A entre pacientes com AIDS.
- Os cientistas presentes na conferência indicaram que o tratamento com vitaminas, sob a orientação de um médico qualificado, pode ser apropriado para os pacientes com AIDS a fim de combater a atividade aumentada dos radicais livres e a resposta imune deprimida associadas à doença. Os suplementos vitamínicos sugeridos como parte desta terapia incluíam vitamina E, vitamina C, betacaroteno e vitamina A.

Obviamente, estes resultados são preliminares, e ninguém com AIDS ou com o vírus H.I.V. deve por iniciativa própria tentar um tratamento da doença com megadoses de vitamina. De qualquer modo, vários médicos já estão utilizando o tratamento com vitaminas nos pacientes com AIDS. No momento, porém, os benefícios para os pacientes com AIDS ainda são hipotéticos.

Estes e outros achados afins acerca dos importantes benefícios dos suplementos antioxidantes fornecem um argumento convincente para o uso de vitaminas E, C e betacaroteno nas doses recomendadas neste livro. Os próprios médicos já estão tomando estes suplementos há muitos anos, mesmo antes do peso da autoridade científica ter se desviado tanto na direção antioxidante. É praticamente inevitável que, nos próximos dois a cinco anos, doses muito maiores do que as incluídas nas recomendações oficiais atuais das D.D.R. sejam rotineiras para os médicos que se mantêm atualizados com os últimos avanços da medicina. Por que esperar? Inclua logo em seu programa estas novas recomendações dos suplementos. Como o periódico *Wellness Letter*, da Universidade da Califórnia, em Berkeley, afirmou: "O papel que estas substâncias desempenham na prevenção de doenças não é mais assunto de controvérsias."

7

Como Cozinhar e Comer do Jeito Antioxidante

Embora, com certeza, eu não seja um especialista em culinária, meu estudo acerca dos antioxidantes nos últimos anos me fizeram prestar maior atenção à maneira como os meus alimentos são escolhidos, guardados e preparados. Ainda que o programa de suplementação seja fundamental para aqueles que desejam aumentar as suas defesas contra os radicais livres, temos de nos lembrar que um "suplemento" é um *acréscimo* a um programa alimentar salutar. Uma dieta rica em antioxidantes deve ser o esteio dos nutrientes que ingerimos. Existem outras substâncias nos alimentos além dos antioxidantes que podem conferir alguma proteção contra o câncer e as doenças do coração.

Quando olho para os alimentos expostos em uma lanchonete, procuro me imaginar na cozinha e tento visualizar como os alimentos que estou prestes a escolher foram preparados. Uma série de dúvidas vem à minha mente:

- Qual o conteúdo antioxidante potencial máximo dos alimentos, considerando-se que não haja perda de nutrientes durante o armazenamento e o preparo?
- Qual o tipo de embalagem comercial que está sendo utilizado e como os alimentos foram guardados antes desta refeição? Qual o possível efeito do pré-cozimento sobre o conteúdo antioxidante dos alimentos?

- Quais as técnicas de preparo e cozimento que estão sendo utilizadas? Como estas técnicas afetam o conteúdo antioxidante?
- Qual será a minha ingestão total de antioxidantes no dia de hoje, incluindo os suplementos que tenho utilizado, após terminar esta refeição?

Ao rever esta seqüência de indagações e fazer algumas avaliações, notei que é possível fazer uma estimativa das quantidades de antioxidantes ingeridos diariamente através da dieta e do programa de suplementação. Ao analisar informalmente o conteúdo antioxidante de cada refeição, presto maior atenção a pratos que contenham cenoura, batata-doce ou frutas, que podem aumentar bastante a minha ingestão diária de substâncias naturais que combatem os radicais livres.

Você também pode fazer o mesmo — basta aprender a encarar de forma sistemática cada refeição, promovendo a Revolução Antioxidante em sua vida. Para auxiliá-lo na avaliação de sua dieta, sugiro, sempre que possível, seguir as orientações mencionadas adiante antes de cada refeição.

Esta estratégia pode ser utilizada em casa ou no restaurante ou lanchonete — embora, se você estiver comendo fora, tenha de consultar o garçom, o gerente ou o *maître* quanto a algumas questões específicas do preparo da refeição. Após comer algumas vezes em um restaurante ou lanchonete, você notará que os garçons e o *maître* terão prazer em lhe dar informações acerca do local em que o alimento é comprado e das técnicas básicas de preparo utilizadas pelo estabelecimento. Em geral, um bom garçom estará ansioso em compartilhar seu conhecimento acerca do que está fresco naquele dia e do que foi congelado ou guardado durante algum tempo.

Primeiro Passo: Calcule o Conteúdo Antioxidante Potencial Máximo do Alimento

Com este primeiro passo, você não precisa se preocupar com o conteúdo antioxidante que foi desperdiçado durante o transporte, armazenamento ou preparo. Verifique simplesmente a natureza e a quantidade do alimento, e calcule qual a quantidade máxima de vitamina C, vitamina E ou betacaroteno provavelmente existente, se nenhum dos nutrientes foi desperdiçado.

Embora dezenas de alimentos contenham alguns antioxidantes, apenas uns poucos possuem quantidades suficientemente grandes para serem considerados candidatos para o seu programa antioxidante. Aqui estão os alimentos que você deve tornar constantes em sua dieta. Eles estão agrupados conforme as principais vitaminas antioxidantes.

Alimentos com Elevado Conteúdo de Betacaroteno

Entre os alimentos comuns com um elevado conteúdo de betacaroteno, o precursor ou "pró-vitamina" da vitamina A, estão a batata-doce, a cenoura, o cantalupo, a abóbora, a noz branca e a sua farinha, o espinafre, o brócolis, a manga e a papaia.

Como vimos no Capítulo 6, a quantidade mínima de betacaroteno que os adultos devem tomar por dia é de 25.000 UI, sendo que alguns grupos, como o daqueles que praticam exercícios pesados, devem tomar 50.000 UI. O que você deve comer para obter esta quantidade de betacaroteno na sua alimentação sem ingerir suplementos? Aqui estão algumas possibilidades:

- Você pode obter 50.000 UI de betacaroteno com uma xícara de batatas-doces cozidas, três cenouras médias ou uma xícara de abóbora cozida. (Isto equivale a cerca de 30mg de betacaroteno.)
- Você pode obter aproximadamente 25.000 UI de betacaroteno (15mg) com metade de uma batata-doce média cozida; meia tigela de abóbora cozida; uma e meia cenouras médias; uma e meia tigelas de espinafre cozido; ou duas mangas médias.
- Se você desejar fazer uma mistura em sua dieta vegetariana, também poderá obter cerca de 25.000 UI de betacaroteno com as seguintes combinações:

1. Meia xícara de espinafre fervido, uma xícara de fatias de cantalupo e metade de uma cenoura crua.
2. Meia xícara de brócolis fervido, três damascos médios e meia xícara de fatias de cenoura cozida.

3. Um mamão papaia médio, meia xícara de espinafre congelado e metade de uma batata-doce cozida.

Agora, consulte a lista de alimentos que contêm quantidades relativamente elevadas de betacaroteno. Os valores estão expressos em Unidades Internacionais (UI).

Nota: Quando se diz que os alimentos estão "fervidos" ou "crus", isto significa que: São utilizadas quantidades mínimas de água, a água deve estar fervendo antes dos alimentos serem nela colocados, e o tempo de cozimento é curto, de forma que os legumes permanecem crocantes. A água utilizada na fervura é guardada e servida junto com o alimento (os nutrientes que eventualmente escapam durante o processo de fervura ainda permanecem na água). Os alimentos crus devem ser servidos imediatamente após a sua compra e não se deve deixar que murchem, permaneçam expostos por mais de um dia ao ar ou à luz do sol, ou que ressequem. Lembre-se que os alimentos cozidos geralmente ocupam um espaço maior que os alimentos crus.

Por fim, saiba que o betacaroteno é encontrado em alimentos vegetais, enquanto que a vitamina A pronta é encontrada em alimentos animais, como o fígado. Para a Revolução Antioxidante, você precisa de betacaroteno, e não de vitamina A. Por isso, irá encontrar apenas frutas e vegetais nesta lista.

Lista de Unidades Internacionais (UI)
de Betacaroteno em Alguns Alimentos

Alimentos	*Unidades Internacionais(UI) de Betacaroteno*
Algas marinhas comestíveis cruas, 100g	5.202
Aspargos, 6 talos fervidos	746
Batata-doce cozida	24.877
Batata-doce amassada, 1/2 xícara	27.968
Brócolis cru, 1/2 xícara	678
Brócolis cozido, 1/2 xícara	1.099

Brócolis congelado, cortado e fervido	1.741
Cenoura cozida em fatias, 1/2 xícara	19.152
Cenoura crua	20.253
Couve-de-bruxelas cozida, 1/2 xícara	561
Damasco congelado, 1/2 xícara	2.033
Damasco cristalizado, 10 metades	2.534
Damasco, 3 médios	2.769
Dentes-de-leão crus, folhas, 1/2 xícara	3.920
Ervilha congelada, fervida, 1/2 xícara	534
Espinafre congelado, 1/2 xícara	7.395
Espinafre enlatado, 1/2 xícara	9.391
Espinafre cru, 1/2 xícara	1.880
Espinafre fervido, 1/2 xícara	7.371
Kiwi, 1 médio	133
Manga, 1 média	8.060
Melancia crua, 1 xícara	585
Melão *cantalupo*, 1 xícara	5.158
Mostarda, folhas fervidas, 1/2 xícara	2.122
Mostarda, folhas congeladas, fervidas, 1/2 xícara	3.352
Nabo, folhas cruas, 1/2 xícara	2.128
Nabo, folhas fervidas, 1/2 xícara	3.959
Noz branca triturada, fervida, 1/2 xícara	7.141
Papaia, 1 média	6.122
Salsa crua, 1/2 xícara	1.560
Tangerina crua	773
Tomate cru	1.394

Alimentos com Elevado Teor de Vitamina C

Se você deseja experimentar alguma coisa exótica e obter uma dose bastante elevada de vitamina C em uma pequena quantidade de alimento, tente a acerola. Esta fruta da Índia Ocidental está repleta de vitamina. Uma xícara de acerola contém mais de 1.600mg de vitamina C, e 240ml de suco de acerola fresco contêm 3.800mg! (Lembre-se, a minha recomendação básica para ingestão de vitamina C é de 1.000mg. Esta dose chega a 3.000mg para homens muito pesados ou homens envolvidos em exercícios pesados regulares.)

Se a acerola não for a sua "fruta preferida", ou se você não gostar dela após tê-la provado, existem muitas outras alternativas. Entre os alimentos mais comuns que contêm doses relativamente elevadas de vitamina C, estão o mamão, groselha, morango, laranja e suco de laranja, cantalupo, suco de oxicoco e suco de toranja.

Aqui vai uma sugestão de como acrescentar rápida e facilmente 500mg de vitamina C por dia em sua dieta: Beba um copo e meio de suco de laranja; coma meia xícara de brócolis cru; uma xícara de morangos; e meia xícara de couve-flor crua.

Verifique a lista de alimentos que contêm quantidades relativamente elevadas de vitamina C. Os valores estão expressos em miligramas (mg). Lembre-se que a vitamina C é encontrada principalmente em frutas e vegetais. Em conseqüência disso, você só irá encontrar frutas e vegetais nesta lista.

Lista do Conteúdo em Miligramas (mg) de Vitamina C em Alguns Alimentos

Alimentos	*mg de Vitamina C*
Acerola, suco fresco, 240ml	3.872
Acerola ao natural	1.644
Aspargos fervidos, 1/2 xícara (6 talos)	18
Brócolis congelado, fervido, 1/2 xícara	37
Brócolis fervido, 1/2 xícara	49
Brócolis cru, 1/2 xícara	41
Cantalupo cru, em pedaços, 1 xícara	68
Couve-de-bruxelas fervida, 1/2 xícara (4 couves)	48
Couve-flor crua, 1/2 xícara	36
Couve-flor fervida, 1/2 xícara	34
Goiaba ao natural, 1 média	165
Kiwi ao natural, 1 médio	75
Laranja ao natural, 1 metade	80
Laranja, suco enlatado, 240ml	86

Laranja, suco fresco, 240ml	124
Laranja, suco concentrado congelado, 240ml	97
Limão, suco fresco, 240ml	112
Manga ao natural, 1 média	57
Melão picado, 1/4 de xícara	23
Morango congelado em calda, 1 xícara	106
Morango ao natural, 1 xícara	85
Oxicoco, coquetel enlatado, 240ml	108
Papaia ao natural, 1 média	188
Pimentão verde picado, 1/2 xícara	45
Pimentão vermelho picado, 1/2 xícara	95
Tomate, suco, 180ml	33
Toranja ao natural, 2 rosadas	47
Toranja, suco fresco, 240ml	94
Toranja, suco enlatado, 240ml	72

Alimentos com Vitamina E

Ao contrário do betacaroteno e da vitamina C, a vitamina E não é encontrada tão facilmente em quantidades elevadas nos alimentos de uma dieta equilibrada comum. Menciono como exemplo alguns alimentos com elevado teor de vitamina E. (Os valores da vitamina E podem estar expressos em miligramas ou em unidades internacionais, dependendo de o item se encontrar na forma oleosa ou na forma sólida. Mas lembre-se que um miligrama desta vitamina é quase a mesma coisa que uma unidade internacional ou UI.)

Uma colher de sopa de óleo de germe de trigo = 20,3mg de vitamina E
28g de amêndoas = 10,10 UI de vitamina E
1/3 de xícara de germe de trigo tostado = 6 UI de vitamina E
Uma colher de sopa de maionese Hellmann's = 11mg de vitamina E
Uma batata-doce = 5,93mg de vitamina E

Como se pode ver, seriam necessárias enormes quantidades diárias destes alimentos a fim de alcançar o mínimo de 100 UI de vitamina E para combater os radicais livres. Além disso, estes alimentos e óleos possuem níveis extremamente elevados de gordura, inaceitáveis na dieta com pouca gordura recomendada pela American Heart Association e outras sociedades médicas. Não se deve ingerir mais de 30% das necessidades calóricas diárias na forma de gordura, dando-se preferência a uma ingestão de 20% ou menos.

A única resposta para este problema é, sempre que possível, escolher alimentos que contenham vitamina E sem desobedecer a uma dieta saudável com pouca gordura, e completar a diferença com um suplemento de vitamina E natural do tipo descrito no capítulo anterior.

Para sua informação, incluí uma lista que contém alimentos com alto teor de vitamina E. A vitamina E em alimentos sólidos preparados geralmente é expressa em unidades internacionais, enquanto que em óleos é geralmente expressa em miligramas.

Lista de Unidades Internacionais (UI) ou Miligramas (mg) de Vitamina E em Alguns Alimentos

Alimentos	*Unidades Internacionais (UI) de Vitamina E*
Amêndoas, fervidas, 28g	8,75
Amêndoas inteiras, 28g	10,10
Barra de chocolate	
Simples	7,50
Crocante	7,50
Recheada	7,50
Chocolate dietético	
Simples	4,18
com baunilha	4,20
Avelãs, 28g	6,70
Avelãs tostadas, 28g	4,40
Pudim de chocolate, 1/2 xícara	5,40
Sementes de girassol desidratadas, 28g	14,18
Batata-doce, crua	5,93
Germe de trigo, 1/3 de xícara	6,00
Farinha de trigo integral, 1/3 de xícara	3,00
	mg de Vitamina E
Óleo de germe de trigo, 1 colher (sopa)	20,30

Óleo de amêndoa, 1 colher (sopa)	5,30
Óleo de milho, 1 colher (sopa)	1,90
Óleo de milho, 1 colher (sopa)	3,00
Óleo de caroço de algodão, 1 colher (sopa)	4,80
Óleo de açafrão, 1 colher (sopa)	4,60
Óleo de girassol, 1 colher (sopa)	6,10
Margarina de milho, 1 colher (sopa)	8,00
Maionese Hellmann's, 1 colher (sopa)	11,00

Agora que conhece estas informações acerca do conteúdo antioxidante de vários alimentos, você está pronto para dar o segundo passo no programa alimentar da Revolução Antioxidante: avaliar o efeito produzido pelas embalagens comerciais, métodos de armazenamento e cozimento, ou outros procedimentos do preparo, sobre o conteúdo antioxidante dos alimentos que planeja comer.

Segundo Passo: Avalie a Influência do Cozimento e Outras Técnicas de Preparo Alimentar sobre o Conteúdo Antioxidante

Mesmo sabendo que o teor antioxidante de um alimento é elevado, isto não significa que ao comê-lo você receberá todos os benefícios mencionados. Uma grande parte do valor nutricional dos alimentos pode ser perdida durante os procedimentos para sua embalagem, armazenamento, cozimento ou manipulação. (Para informações adicionais, consulte o Apêndice 4.) Em geral, os antioxidantes podem ser reduzidos pelos seguintes fatores:

- Alterações no seu "pH" ou acidez *versus* alcalinidade. Estas alterações podem ocorrer quando se acrescentam alguns aditivos durante o processamento.
- Exposição ao oxigênio. As embalagens ajudam a reter os antioxi-

dantes. Por exemplo, as frutas e os vegetais congelados e embalados a vácuo possuem a melhor retenção de vitamina C.

- Exposição à luz.
- Exposição ao calor ou a temperaturas elevadas.
- Exposição ao ar ambiente na sua cozinha.

Quando se congelam frutas ou vegetais, a temperatura ideal é -18° C. Para reter a sua qualidade nutricional, os vegetais frescos devem ser guardados em um recipiente adequado no congelador ou em sacos vedados à prova de umidade. Os vegetais murchos perdem uma grande quantidade de vitamina C e betacaroteno, em contraste com os vegetais que permanecem frescos.

Os melhores métodos de cozimento para preservar os antioxidantes são:

- Forno de microondas
- Vapor
- Refogamento

Vamos ver agora alguns detalhes de como preparar os alimentos do jeito antioxidante.

Nossa discussão se inicia com as maneiras de minimizar a perda do conteúdo antioxidante dos alimentos enfocando pontos que podemos controlar com facilidade — preparo do alimento e modos de guardá-lo. (No Apêndice 4, incluí alguns pontos relacionados com a perda de antioxidantes durante o processamento dos alimentos na agricultura e no comércio.)

Assimile o Betacaroteno em seu Corpo

O acréscimo de vitamina E na dieta, ou como um suplemento, ajuda na absorção do betacaroteno.

Nota: A ingestão de doses elevadas de vitamina E — 100 UI ou mais — pode interferir com a conversão do betacaroteno em vitamina A em algumas pessoas. Mas, lembre-se, não estamos preocupados com o seu suprimento de vitamina A, pois esta vitamina não é um antioxidante eficiente, além de já existir em grande quantidade numa dieta normal. A preocupação importante é a quantidade do precursor da vitamina A, o betacaroteno, que está sendo assimilado pelo seu sistema.

Bebidas alcoólicas, que contém etanol, podem diminuir a capacidade do seu corpo para processar o betacaroteno. O medicamento Colestipol, para reduzir o colesterol, possui um efeito similar.

A absorção do betacaroteno nos alimentos varia. Por exemplo, é de se esperar que sejam utilizados pelo seu organismo 30% do betacaroteno de cenouras; 46% da papaia; e 33% de outras fontes vegetais. Isto quer dizer que apenas 1/3 ou menos da metade do betacaroteno em diferentes alimentos que você come ficará de fato disponível a fim de contribuir para suas defesas contra os radicais livres. Daí, a necessidade de reforçar a ingestão de antioxidantes com suplementos.

O cozimento também afeta a absorção do betacaroteno, geralmente para melhor. No caso das cenouras, por exemplo, apenas 1% do betacaroteno de uma cenoura crua será utilizado pelo seu corpo. Por outro lado, um cozimento brando pode melhorar bastante a absorção, devido ao aumento da digestibilidade da cenoura. Por outro lado, o cozimento excessivo de vegetais verdes pode diminuir a "biodisponibilidade" do seu betacaroteno ou a quantidade do nutriente que de fato é absorvida e utilizada pelo corpo. O cozimento a vapor ou feito com pequenas quantidades de água, que permitam manter o vegetal crocante, é a forma preferencial de preparo dos alimentos com elevado teor de betacaroteno.

Aproveite ao Máximo a Vitamina C

Em geral, a vitamina C permanece estável em uma solução ácida, mas se decompõe bastante na presença de substâncias alcalinas (como o bicarbonato de sódio), oxigênio, cobre (incluindo os utensílios para cozinhar) e ferro (no alimento ou nos utensílios para cozinhar). Apesar da má fama dos conservantes, os acréscimos de sulfito podem atuar como eliminadores do oxigênio; em outras palavras, eles combatem os radicais livres. O dióxido de enxofre que entra em contato com os alimentos durante o preparo protege o conteúdo de vitamina C e de betacaroteno.

Lavar, ralar, descascar e cortar frutas e vegetais são procedimentos que reduzem o seu conteúdo de vitamina C pelo fato de exporem os alimentos ao oxigênio.

Cuidado com o brócolis que você come! Muitas famílias que eu conheço cortam e cozinham as florezinhas, descartando o talo. Este, porém, retém muito mais vitamina C do que as florezinhas, que possuem uma superfície maior de exposição ao ar, calor e água.

Cozinhe sempre os alimentos que contêm vitamina C com microondas, vapor, ou refogue-os. Os testes científicos demonstraram que o repolho e o brócolis perdem apenas 10% a 20% de sua vitamina C durante o cozimento com microondas, em contraste com 27% a 62% quando são fervidos com grandes quantidades de água. A vitamina C é drenada pela água, mas pode ser recuperada em parte se esta água for utilizada junto com o alimento fervido. O reaquecimento ou a conservação prolongada de alimentos cozidos causa perdas adicionais de vitamina C e betacaroteno.

Por fim, esteja atento às possíveis perdas de vitamina C em diferentes etapas da colheita, comercialização e consumo. Aqui estão algumas orientações:

- O espinafre "fresco" da horta ou o espinafre recém-arrancado do solo podem perder 90% de sua vitamina C dez dias após a colheita. O espinafre "fresco" no mercado ou o espinafre vendido no atacado ou no varejo podem ter sido colhidos quatro a treze dias antes de serem entregues no mercado.
- O brócolis pode perder 17% de sua vitamina C entre a central de abastecimento e o comércio varejista (como o seu supermercado), e 27% da quantidade existente na central de abastecimento após você tê-lo guardado por três dias.
- Os valores de vitamina C de diferentes alimentos também podem variar bastante. Um estudo mostrou que os morangos de Nova Jersey continham em média apenas 49mg de vitamina C por 100g de peso, em contraste com 65mg nos morangos da Califórnia e da Flórida. Além disso, embora os morangos da Flórida e da Califórnia retivessem muito bem o seu conteúdo de vitamina C durante o armazenamento, os morangos de Nova Jersey perdiam quantidades significativas de vitamina C ao longo do tempo; o conteúdo de

vitamina C caía de 62mg no início do armazenamento para 53g após quatro dias de armazenamento, e para 33g após sete dias de armazenamento.

- Alguns vegetais conseguem reter melhor a vitamina C. Um dos que a retêm melhor é o pimentão, que pode ser guardado por duas a três semanas sem perda significativa da vitamina.

Como Preservar a Vitamina E

Embora se obtenha apenas uma pequena quantidade de vitamina E na dieta, é recomendável poupar a maior quantidade possível. Aqui estão algumas sugestões:

- A vitamina E fica instável e pode se degradar e ser destruída durante o processo de fritura, especialmente a fritura em óleo. Por isso, saiba que qualquer fritura, inclusive a fritura do refogado, pode destruir a vitamina E.
- A vitamina E fica instável e é perdida na temperatura ambiente quando exposta ao oxigênio, substâncias alcalinas (como o bicarbonato de sódio), sais de ferro (sais férricos) ou luz ultravioleta.
- Os utensílios de cobre ou ferro podem promover uma perda de vitamina E.
- O acréscimo de alimentos com elevado teor de vitamina C durante o cozimento ou no preparo do alimento ajuda a preservar a vitamina E. Por exemplo, você pode colocar óleo de germe de trigo (que contém vitamina E) como molho de uma salada de brócolis (que contém vitamina C). Ou, se você planeja refogar alguns vegetais, pode utilizar brócolis e couve-flor (ambos contêm vitamina E). Nota: Embora qualquer tipo de fritura possa tornar a vitamina E instável, você pode proteger um pouco da vitamina E com esta técnica.

Resumo de como Preparar os Alimentos do Jeito Antioxidante

Para resumir, ao preparar os seus alimentos tenha estes princípios em mente:

- Evite produtos murchos.
- Evite ralar, cortar, fatiar, lavar ou deixar de molho excessivamente.
- Evite o excesso de água no cozimento.
- Evite o uso excessivo de calor no cozimento. A fervura prolongada ou outros cozimentos longos, ou a exposição dos alimentos ao fogo ou à fumaça, como em uma grelha ou churrasqueira, podem danificar os antioxidantes. Estes métodos também estimulam a produção de alterações químicas indesejadas no alimento, bem como a produção de radicais livres adicionais.
- Procure consumir a água utilizada no cozimento — ela contém antioxidantes.
- Utilize o xarope ou líquidos provenientes do descongelamento dos alimentos.
- Após terem sido preparados para comer, os alimentos não devem ser refrigerados por mais de um dia.
- Acondicione os alimentos cozidos em recipientes com vácuo.
- Procure não reaquecer os vegetais que já foram preparados para comer.
- Evite manter os alimentos aquecidos por mais de 30 minutos antes de serem servidos.
- Não compre produtos pré-cortados.
- Não conserve produtos frescos em sua geladeira por mais de alguns dias, e jamais além de uma semana. Se você acha que não irá consumir os produtos frescos em alguns dias após a compra, a melhor opção é comprar frutas e vegetais congelados.

Vamos agora colocar todas estas informações juntas em um cardápio de verdade. O modelo alimentar seguinte para um dia, preparado pelo Departamento de Nutrição da Clínica Cooper, contém alimentos com 1.120mg de vitamina C; 36.085 UI de betacaroteno; e 109 UI de vitamina E.

Nosso objetivo era fornecer pelo menos a recomendação antioxidante diária básica de 1.000mg de vitamina C; 25.000 UI de betacaroteno; e uma grande parte das 400 UI recomendadas de vitamina E. Foram incluídas quantidades generosas de vitamina C e betacaroteno para compensar as perdas destes nutrientes durante o preparo do alimento. Você irá perceber que os alimentos foram cuidadosamente selecionados para fornecer uma dieta diária contendo 1.000mg de vitamina C, embora não haja dificuldade para se alcançar um objetivo de 500mg. Não é muito difícil, igualmente, organizar a sua alimentação para obter pelo menos 25.000 UI de betacaroteno por dia. Para facilitar a sua escolha de alimento, porém, você deve tentar selecionar alimentos que contenham vitamina C e betacaroteno.

Com a vitamina E existem alguns problemas, pois para obter doses elevadas de vitamina E em sua dieta, você teria de ingerir também doses elevadas de gordura. Contudo, sempre é possível comprar óleo de germe de trigo na seção de vitaminas da maioria dos supermercados. Só que para obter 400 UI de vitamina E, você teria de tomar 20 colheres de sopa de germe de trigo, que lhe forneceriam 2.000 calorias de gordura! Assim, para manter as calorias provenientes de gorduras entre 50 e 70g por dia, é necessário um suplemento de vitamina E.

O cardápio-modelo contém pouco mais de 2.500 calorias — uma quantidade aceitável para um indivíduo ativo, que pratica exercícios regularmente, porém uma quantidade excessiva para a maioria das pessoas que estão fazendo dieta para emagrecer. Se você desejar emagrecer com uma dieta com poucas calorias, ou constatar que é necessário ingerir uma quantidade menor de alimentos para manter o seu peso atual, terá de restringir o seu consumo alimentar com uma redução inevitável nos antioxidantes. Tomar diariamente os suplementos antioxidantes recomendados permitirá que você reduza as suas calorias e ao mesmo tempo proteja o seu sistema de defesa contra os radicais livres.

O percentual de calorias neste cardápio para um dia provém das seguintes fontes:

Proteína	16%
Carboidratos complexos (frutas, vegetais, amidos)	57%

Gordura	23% (5% de gordura saturada, 10% de gordura poliinsaturada, 8% de gordura monossaturada)
Açúcar	4%

De acordo com a American Heart Association e outras organizações nacionais de saúde, o seu consumo de calorias provenientes da gordura diariamente não deve ser superior a 30%, sendo que não mais de 10% destas calorias provenientes de gorduras saturadas.

Nas páginas seguintes você encontrará:

1. Um esboço de três refeições e dois lanches em um cardápio-modelo.
2. Uma explicação do cardápio com sugestões para receitas e técnicas de preparo.
3. Uma análise detalhada do conteúdo calórico, lipídico e antioxidante em cada ingrediente do cardápio.

Modelo de Planejamento Alimentar para Um Dia na Revolução Antioxidante

CAFÉ DA MANHÃ
Suco de Laranja
Cereais e Germe de Trigo
Passas
Iogurte Natural com pouca gordura
Morangos frescos

ALMOÇO
Coquetel de Frutas
Pão Integral com Brócolis e
Couve-Flor cozidos no vapor e
Queijo Mozarela desnatado
Salada de Macarrão fria
Tomates

LANCHE DA TARDE
Kiwi fresco

JANTAR
Salada de Espinafre fresco e Tomate
com Sementes de Girassol
Molho Vinagrete
Galinha refogada e Pimentões frescos
Cenouras no Vapor
Arroz Integral
Salada de Frutas gelada

LANCHE DA NOITE
Suco de Laranja
Bisnaga e margarina

Cardápio: Receitas e Modo de Preparo

Café da Manhã

330ml de suco de laranja
56g de aveia instantânea
1 colher de sopa de passas
200ml de iogurte natural desnatado
1 e 1/2 xícaras de morangos frescos

1. Prepare o suco de laranja com concentrado congelado. Isto pode ser feito na véspera e guardado em um recipiente vedado na geladeira a 7° C.
2. Prepare os cereais de acordo com as instruções para forno de microondas.
3. Enquanto estiver quente, acrescente o germe de trigo e as passas e misture todos os ingredientes. Se desejar, coloque por cima alguns morangos cortados.
4. Utilize morangos inteiros frescos comprados recentemente. Nota:

Lave e retire os pedículos dos morangos na véspera. Seque e guarde em um saco ou recipiente vedado.

5. Se desejar, misture alguns morangos cortados ao iogurte. Se você acrescentar morangos cortados aos cereais ou ao iogurte, corte os morangos imediatamente antes de servir.

Almoço

224ml de coquetel de frutas (engarrafado)
1 fatia de pão integral
1 xícara de brócolis e couve-flor congelados cozidos a vapor
28g de queijo mozarela semidesnatado ralado
1 xícara de macarrão parafuso frio, cozido ou preparado de acordo com as instruções da embalagem
2 colheres de sopa de maionese Hellmann's
Condimentos sem sal
4 tomates

1. Cozinhe no microondas a mistura de brócolis e couve-flor de acordo com as instruções. Tempere a gosto os vegetais.
2. Recheie o pão integral com os vegetais aquecidos e cubra com o queijo ralado
3. Prepare o macarrão de acordo com as instruções; leve ao refrigerador. Misture o macarrão frio com a maionese e tempere a gosto.
4. Utilize os tomates inteiros ou corte-os pela metade imediatamente antes de comê-los e misture com a salada.

Lanche da Tarde

2 *kiwis* maduros frescos

1. Escolha um *kiwi* médio ou grande (um *kiwi* grande pesa aproximadamente 100g).
2. Selecione um *kiwi* que não esteja muito duro, que afunde um pouco quando pressionado (como o pêssego maduro). Se as frutas estiverem duras, deixe que amadureçam à temperatura ambiente afastadas do calor ou da luz solar direta durante dois a sete dias.

Para acelerar o processo de amadurecimento, coloque o *kiwi* em um saco de papel junto com uma maçã, pêra ou banana. Uma vez maduro, guarde-o longe das outras frutas. Mantenha-o maduro na geladeira.

3. Para descascar, corte em primeiro lugar as extremidades. Em seguida, descasque com uma faca afiada ou um descascador de legumes.

Jantar

1 xícara de folhas de espinafre fresco, cortadas em pedaços, guardadas na geladeira em um recipiente vedado

1/4 xícara de salsa fresca picada, mantida em um recipiente vedado na geladeira

1/2 pimentão verde, cortado em tirinhas de 1 a 1,5cm

1/2 pimentão vermelho, cortado em tirinhas de 1 a 1,5cm

1/8 xícara de cebola, cortada em fatias finas

1/2 xícara de melão fresco, descascado e cortado, refrigerado em um recipiente vedado

1/2 xícara de cantalupo fresco, descascado e picado, refrigerado em um recipiente vedado

1/2 xícara de gomos de tangerina em calda em lata, escorridos, refrigerados em um recipiente vedado

1/2 xícara de arroz integral

84g de peito de frango (sem pele e sem osso), cortado em tiras de 2cm

óleo para cozinhar e untar em *spray*

alho em pó

gengibre moído

molho de soja

1/2 xícara de cenouras congeladas cozidas a vapor

2 colheres de sopa de margarina Mazola

1 tomate fresco

28g de sementes de girassol

2 colheres de sopa de molho vinagrete

condimentos sem sal

Salada de Espinafre e Tomate com Molho Vinagrete

Se você preparar a salada antes, procure guardar as folhas do espinafre em um recipiente vedado na geladeira.

1. Misture o espinafre e os tomates cortados em uma xícara.
2. Coloque o vinagrete, polvilhe com as sementes de girassol e os condimentos sem sal.

Frango Refogado com Pimentões e Cebola

1. Unte com o *spray* antiaderente uma frigideira ou uma panela de fritura, refogue o frango durante alguns minutos até que fique ao ponto (a carne fica opaca).
2. Junte os pimentões, a cebola, o alho e o gengibre na frigideira e continue a mexer até que os vegetais fiquem ligeiramente murchos. Acrescente água suficiente (2 colheres de sopa de cada vez) e salpique o molho de soja. Cubra e deixe cozinhar em fogo brando durante 3 a 5 minutos.

Cenouras Congeladas Cozidas a Vapor

Cozinhe no forno de microondas 1/4 de xícara de cenouras congeladas, de acordo com as instruções da embalagem. Acrescente 2 colheres de sopa de margarina Mazola e sirva quente.

Arroz Integral com Salsa

Se a salsa for preparada de antemão, guarde-a picada em um recipiente vedado na geladeira (para impedir a oxidação).

1. Prepare o arroz de acordo com as instruções da embalagem.
2. Antes de servir, coloque a salsa picada.

Salada de Frutas

Se você preparar a salada de frutas de antemão, guarde as frutas cortadas em um recipiente vedado na geladeira.

1. Descasque e corte o melão em cubos de 2cm.
2. Descasque e corte o cantalupo fresco em cubos de 2cm.

3. Junte o melão, o cantalupo e a tangerina em uma xícara grande e misture bem.

Lanche da Noite

1 e 1/2 copos de suco de laranja feito com concentrado congelado
1/2 bisnaga
1 colher de sopa de margarina Mazola

Terceiro Passo: Calcule a sua Ingestão Diária Total de Antioxidantes Incluindo os Alimentos e os Suplementos

Chegou o momento de calcular a sua ingestão total de antioxidantes — uma medida importante para se certificar de que você está tomando diariamente uma quantidade suficiente de antioxidantes, e também para identificar a fonte de possíveis efeitos colaterais. Existem duas formas de fazer isso: uma, simplificada para este cálculo, destinada àqueles que não querem se preocupar demais com os alimentos que estão comendo; outra, mais complexa, para aqueles que preferem uma análise detalhada de sua dieta.

Método Simples

Com esta abordagem, você precisa se preocupar apenas com quatro coisas. Primeiro, assegure-se de estar tomando a quantidade mínima de suplementos antioxidantes, conforme recomendado no capítulo anterior, para a sua idade, sexo, grau de atividade e compleição física. Segundo, procure comer pelo menos cinco a nove porções de frutas e vegetais todos os dias. Terceiro, verifique se não está experimentando nenhum dos efeitos colaterais mencionados neste capítulo e no anterior. Quarto, avise ao seu médico se estiver tomando qualquer outro medicamento, para que ele possa preveni-lo contra uma eventual interação medicamentosa.

Ingredientes para CARDÁPIO DIÁRIO						
QUANT.	INGREDIENTES	CALORIAS kcal	GORDURA g	VIT. C mg	B-CAROTENO UI	VIT. E UI
1 1/2 copo	Suco de Laranja	168,0		145,5	291,0	
1 1/2 xícara	Aveia	217,5	3,6	120,0*	10.230,0	60,0
1/4 xícara	germe de trigo, mel, crunch Quaker	108,0	3,0			8,34
1 colher (sopa)	Passas	27,1				
1 1/2 xícara	Morango	67,5	0,8	127,0	61,5	0,27
226g	Coquetel de Frutas	141,3		108,0		
1 fatia	Pão Integral	165,0	1,0			
1 xícara	Brócolis e Couve-Flor	35,0		44,0	2.950,0	
28g	Queijo Mozarela	80,0	5,0			
2 unidades (médias)	*Kiwi* fresco	92,0	0,6	150,0	133,0	
85g	Peito de Frango	140,4	3,0			
1 unidade	Pimentão cozido	20,0		170,0	280,0	
1/12 de xícara	Cebola fresca	6,0				
1/2 xícara	Arroz integral	119,9	0,6			
1 xícara	Espinafre cru	14,0		16,0	3.760,0	1,06
1 unidade	Tomate	25,0		24,0	766,0	0,42

QUANT.	INGREDIENTES	CALORIAS kcal	GORDURA g	VIT. C mg	B-CAROTENO UI	VIT. E UI
1/2 xícara	Cenouras cozidas	35,0			12.922,0	
2 colheres de (chá)	Margarina Mazola	70,0	7,6		333,0	5,3
1 colher (sopa)	Vinagre	2,0				
1 1/2 copo	Suco de laranja	168,0		145,5	291,0	
1 colher (sopa)	Margarina Mazola	105,0	11,4		500,0	8,0
1 xícara	Macarrão cozido	210,0	1,0			
0,8 unidade	Tomate	20,0		2,0	174,0	
1/2 unidade	Melão cantalupo, fresco	28,5		34,0	2.579,0	0,11
1/2 xícara	Melão *honeydew*, fresco	30,0		21,0	34,0	
1 copo	Iogurte natural, s/ gordura	127,0				
28g	Sementes de girassol	175,2	16,1			14,18
1 colher (sopa)	Maionese Hellman's	100,0	11,0			11,0
1/2 colher (chá)	Molho de soja, claro	1,8				
1/4 de xícara	Salsa fresca	1,5		13,0	780,0	0,26
	TOTAIS	2.582,2	65,4	1.120,0	36.084,5	108,94

*Esta quantidade não está incluída no total de mg de vitamina C da análise computadorizada.

Fonte da análise dos nutrientes:

Análise nutricional computadorizada da Clínica Cooper.

J.A.T. Pennington, Bowes and Churchs Food Value of Portions Commonly Used, 16ª ed. (Filadélfia: J.B. Lippincott, 1994).

Observando estas instruções, você conseguirá tomar uma quantidade suficiente de antioxidantes, sem excessos.

Método Detalhado

Esta abordagem envolve uma análise mais profunda das quantidades reais de antioxidantes que você está tomando através dos seus suplementos e da dieta. Para avaliar a sua ingestão diária de antioxidantes, planeje um cardápio diário como o modelo fornecido neste capítulo. Anote as quantidades de cada um dos três principais antioxidantes — vitamina C, vitamina E e betacaroteno — que está ingerindo através dos alimentos.

Em seguida, considerando que tenha tomado todos os cuidados sugeridos para minimizar a perda de nutrientes no preparo dos alimentos, diminua a sua estimativa de antioxidantes na alimentação em 1/3. (Você deve se lembrar que, mesmo com o maior cuidado no preparo dos alimentos, praticamente 1/3 do conteúdo do betacaroteno e da vitamina C é perdido durante o armazenamento ou o cozimento.)

Neste ponto, você deve ter uma estimativa da quantidade de vitamina C, betacaroteno e vitamina E que está consumindo diariamente. A estes valores, acrescente a quantidade de vitaminas tomadas como suplemento.

É importante ter esta estimativa da sua ingestão de cada antioxidante para manter o seu consumo dentro da faixa desejada. Como mencionado no capítulo anterior, praticamente não surgem efeitos colaterais nos indivíduos que obedecem às minhas recomendações. Apenas para lembrar, cito alguns dos desconfortos ou problemas que um pequeno número de pessoas pode sentir ao iniciar o uso de doses elevadas de antioxidantes.

Betacaroteno. Níveis acima de 30 a 40mg por dia (ou 50.000 a 67.000 UI) podem causar uma tonalidade amarela temporária na pele. Da mesma forma, em alguns estudos feitos com animais, 30mg por dia (50.000 UI) ingeridos junto com uma grande quantidade de álcool produzem maior dano hepático do que a ingestão isolada de álcool. Para maior segurança, recomendo que o betacaroteno não seja tomado duas horas antes ou depois da ingestão de qualquer bebida alcoólica, nem tampouco quando o consumo diário de álcool for superior a 110 a 170ml.

Por fim, aqueles que fumam muito devem estar atentos ao estudo feito pelo Instituto Nacional do Câncer da Finlândia em fumantes de longa data, que revelou um aumento de 18% na incidência de câncer pulmonar entre os fumantes que tomavam doses diárias de suplemento de betacaroteno.

Vitamina E. Não devem ser tomados suplementos quando o paciente está recebendo tratamento anticoagulante ou apresente qualquer condição que contribua para uma deterioração na coagulação sangüínea. (A vitamina E atua impedindo a coagulação do sangue.)

Estudos controlados mencionaram poucos efeitos colaterais em doses até 3.200mg (equivalente a cerca de 3.200 UI). Estudos não controlados (ou seja, realizados sem garantias científicas adequadas) e alguns relatos de casos associaram a ingestão diária de doses superiores a 400 UI a queixas gástricas ou intestinais esporádicas, inflamação mamária, distúrbios emocionais, fadiga e diminuição dos níveis de hormônios tireoidianos.

O *The Journal of the American College of Nutrition* concluiu em 1992 que os níveis seguros para praticamente todas as pessoas (exceto aqueles que estão recebendo tratamento anticoagulante) estão na faixa de 200 a 400 UI por dia. A maior parte das pessoas pode tomar doses maiores, como recomendo para alguns grupos, desde que façam um controle dos possíveis efeitos colaterais.

Vitamina C. Um possível efeito colateral com níveis de 1.000mg por dia ou mais é a diarréia. Mesmo com doses de 500mg por dia, alguns pacientes mencionam idas freqüentes ao banheiro, dores abdominais, cólicas, náuseas, azia, dores de cabeça, rubor facial, mucosas secas, sangramento nasal ou distúrbios do sono.

Doses muito elevadas de vitamina C podem aumentar o risco de cálculos renais devido à produção de oxalato, resultante do metabolismo da vitamina C. O oxalato é um dos fatores implicados na formação de cálculos renais.

Por fim, o *Nutrition and the MD* mencionou, em março de 1993, que 1.500mg por dia de vitamina C podem causar um risco a longo prazo de depleção do cobre em alguns pacientes, caso a ingestão alimentar de cobre seja deficiente. E verificou-se que os comprimidos mastigáveis de vitamina C podem causar lesão do esmalte dentário.

Estes efeitos colaterais, contudo, ocorrem em apenas um pequeno grupo de pessoas. De qualquer modo, você deve conhecê-los e saber como a sua ingestão total de antioxidantes pode contribuir para o seu surgimento. Muitas vezes, alguns efeitos colaterais, como a diarréia ou os problemas gastrintestinais associados à vitamina C, desaparecem após o seu organismo se acostumar a uma ingestão maior. Se os sintomas persistirem, você deve reduzir a ingestão de um ou mais antioxidantes até que o problema desapareça.

A fim de que você tenha um instrumento prático para uma boa utilização destes dados, preparei a tabela seguinte. Ela é do tipo "faça-você-mesmo", que você pode copiar e levar consigo. Existem espaços para serem preenchidos com as quantidades e a hora de cada dia em que você toma o coquetel antioxidante. Também existem linhas para se anotarem os alimentos antioxidantes preferidos e o seu conteúdo aproximado de vitaminas.

Nota: Os suplementos antioxidantes podem ser adquiridos em "fórmulas antioxidantes", onde os comprimidos devem ser tomados mais de uma vez por dia, pois as quantidades de vitaminas contidas em cada drágea podem ser inferiores à recomendação diária.

Tabela Antioxidante Pessoal

Suplemento Antioxidante	Dose Diária	Horário
Vitamina C	________	________
Vitamina E	________	________
Betacaroteno	________	________
Outro ________	________	________

Frutas Antioxidantes Preferidas	Conteúdo Antioxidante Aprox.
________	________
________	________
________	________

Vegetais Antioxidantes Preferidos	Conteúdo Antioxidante Aprox.
________	________
________	________
________	________

Você também pode comprar os suplementos como comprimidos distintos (um de vitamina E, um de vitamina C e um de betacaroteno). Estes suplementos acham-se disponíveis em supermercados, farmácias e lojas de alimentos dietéticos.

Você agora dispõe de três importantes defesas contra as lesões causadas pelos radicais livres — exercícios de baixa intensidade, suplementos antioxidantes e dieta rica em antioxidantes. O último componente de sua armadura é um estilo de vida que permita uma redução de sua exposição a estes renegados moleculares.

8

Uma Vida sem Radicais Livres

Não há maneira de fugir ou escapar para um lugar completamente isento do ataque dos radicais livres. Basta viver em uma sociedade moderna para ficar exposto a estas moléculas nocivas. Mesmo que fosse possível eliminar por completo a exposição à fumaça do cigarro, a poluição do ar ainda restaria como um problema importante.

Mesmo assim, é possível minimizar a ameaça que os radicais livres fazem à nossa saúde e aumentar ao máximo a possibilidade de viver uma vida longa e produtiva. Como vimos, os exercícios de baixa intensidade, os suplementos antioxidantes e o tipo certo de dieta podem reforçar bastante as suas defesas contra os radicais livres. Mas para se conseguir um plano de defesa realmente completo, é necessário também tomar algumas atitudes evasivas que lhe permitirão evitar a presença de radicais livres sempre que possível. Isto significa que você deve aprender a identificar e reduzir ou eliminar as influências ao seu redor capazes de perpetuar o estímulo para produção de radicais livres no seu corpo.

De certa forma, esta etapa final é a mais difícil, pois pode exigir mudanças profundamente arraigadas nos seus hábitos pessoais, como fumar. Ou talvez você tenha que superar obstáculos aparentemente intransponíveis, como a poluição do ar no local em que vive ou trabalha. Além disso, existe muita coisa desconhecida acerca da influência dos fatores ambientais na produção de radicais livres do corpo. Ainda não há dados científicos suficientes que permitam a alguém dizer com absoluta certeza que este ou aquele nível de poluição ou campos eletromagnéticos produzam alguma doença ou condição patológica.

A finalidade destas advertências não é desencorajá-lo, mas injetar um pouco de realidade na sua busca de um cotidiano sem radicais livres. É impossível viver neste planeta e evitar ou eliminar todo o excesso de radicais livres capaz de representar uma ameaça. De fato, você jamais saberá o efeito exato que uma influência ambiental exerce sobre o seu organismo. Não obstante, pode tomar algumas medidas para minimizar a sua exposição às condições ou fatores que estejam associados a doenças induzidas pelos radicais livres. Quanto mais você pensar em termos de um plano de defesa para toda a vida contra a ameaça destas moléculas perigosas, maiores as suas possibilidades de gozar uma vida mais longa e sem doenças.

Pense em sua Vida como um Todo

Durante a nossa vida, ficamos expostos a diversos "gatilhos" ambientais que estimulam a produção de radicais livres no corpo. Preocupado com a influência mortal que estas moléculas instáveis de oxigênio podem exercer sobre tecidos vivos, o pesquisador D. Harman escreveu, há quatro décadas, no *Journal of Gerontology,* o que veio a ficar conhecido como a "teoria do envelhecimento baseada nos radicais livres". Em termos simples, a teoria afirma que as alterações degenerativas associadas ao processo de envelhecimento podem ser causadas por um acúmulo de lesões promovidas pelos radicais livres.

Especificamente, Harman sugeriu que alguns dos tipos de oxigênio reativo e radicais mais destrutivos, incluindo os radicais superóxido, hidroxila e peróxido, podem ser excessivamente produzidos durante uma existência normal quando a pessoa fica exposta à fumaça do cigarro, ao ozônio, fumaça de automóveis, luz ultravioleta e outros fatores semelhantes. Os radicais gerados por estas forças podem desencadear diversas mutações celulares e genéticas no seu organismo, resultando em deficiências na produção de enzimas e no reparo das células.

A lesão celular provocada pelos milhares de "ataques" oxidativos diários pode evoluir para uma lesão permanente do DNA; provocar uma fisionomia envelhecida devido à degeneração dos tecidos, como a pele;

e gerar um aumento na incidência de doenças crônicas, como o câncer e doenças cardíacas, que causam incapacidade e morte prematura.

Esta teoria ainda está sendo verificada e pesquisada; cada vez mais, porém, as evidências parecem corroborar a hipótese de Harman, ou seja, que os radicais livres desempenham um papel talvez muito importante no processo de envelhecimento. Em 1993, o pesquisador Li Li Ji publicou, no *Medicine and Science in Sports and Medicine,* um estudo acerca da resposta enzimática em animais envelhecidos que mostrava nitidamente as alterações importantes que o sistemas antioxidantes sofrem durante o envelhecimento — muito provavelmente em conseqüência do estresse oxidativo.

A possível influência dos radicais livres no envelhecimento suscita algumas importantes questões práticas.

- Quais os principais "gatilhos" ambientais ou área de perigo capazes de aumentar o risco dos radicais livres ao longo de vários anos?
- É possível adotar agora um estilo de vida que reduza a exposição aos radicais livres e à ameaça do envelhecimento prematuro?
- Como planejar uma estratégia pessoal para escapar ao máximo da ameaça dos radicais livres?

Os Principais "Gatilhos" de Radicais Livres que Aumentam o seu Risco de Envelhecimento Prematuro

Ao avaliar a minha própria vida e a de meus pacientes com o objetivo de reduzir a ameaça do envelhecimento prematuro, concentrei-me inicialmente nos aspectos básicos do meu programa Revolução Antioxidante — os exercícios de baixa intensidade, o consumo personalizado de suplementos e uma dieta rica em antioxidantes.

Em seguida, passei a observar outras influências externas capazes de desgastar a juventude e a saúde do corpo ao longo dos anos; por exemplo, práticas, hábitos e fatores ambientais aos quais nos expomos praticamente todos os dias e que são muito difíceis de evitar ou eliminar. Qualquer programa antioxidante abrangente deve levar em consideração estas influências, que servem de gatilho para a liberação de mais radicais livres e aumentam o risco de lesão tissular e de doenças. Antes de determinar a melhor forma de combate, é preciso que você conheça primeiro o inimigo.

Aqui estão alguns dos principais gatilhos ambientais que aumentam o seu risco de estresse oxidativo e envelhecimento prematuro. (Um lembrete: Nesta lista, omiti alguns dos tópicos já discutidos, como o excesso de treinamento e de exercícios e os alimentos que podem diminuir suas defesas contra os radicais livres.)

Gatilho 1: Fumaça de Cigarro

Se você fuma ou fica exposto à fumaça secundária ou "colateral" produzida por outras pessoas que fumam em sua casa, no seu escritório ou em outro local, o número de radicais livres no seu corpo irá aumentar, e a probabilidade de você apresentar sinais precoces de envelhecimento vai disparar.

Gatilho 2: Poluição do Ar

Os radicais livres podem aumentar no seu corpo quando você respira ozônio, fumaça de automóveis e outros poluentes no ar.

Em um estudo publicado em 1993 no *New England Journal of Medicine,* o Dr. W. Dockery e seus colegas avaliaram a poluição do ar e o índice de mortalidade em seis cidades americanas, verificando que a poluição do ar contribui para um excesso de mortalidade. A poluição do ar estava positivamente associada aos óbitos por câncer pulmonar e doença cardiopulmonar.

Gatilho 3: Inflamação

A lesão dos radicais livres pode estar associada à lesão dos músculos, ligamentos ou articulações. A inflamação pode surgir a partir de lesões físicas, inclusive aquelas sofridas durante a prática de esportes ou condições crônicas, como a artrite.

Gatilho 4: Radiação

Além das utilizações médicas da radiação, como os raios X e os exames de cintilografia nuclear, a radiação eletromagnética é emanada ao nosso redor a partir de fiação de alta voltagem, computadores, fornos de microondas, cobertores elétricos e televisão. Com freqüência, aceitamos como benigna grande parte desta radiação; todavia, algumas das pesquisas iniciais acerca da lesão causada pelos radicais livres abordavam a radiação.

Gatilho 5: Luz Solar e Luz Ultravioleta

A exposição ao sol, lâmpadas solares e outras fontes de luz ultravioleta pode estimular a produção de radicais livres e aumentar a velocidade do envelhecimento — especialmente o da pele exposta a este tipo de luz. Em geral, tudo de que precisamos para a saúde, incluindo uma produção adequada de vitamina D, são 30 minutos de luz do sol diariamente. Quantidades maiores são desnecessárias e podem criar condições favoráveis para o câncer de pele.

Ao aconselhar meus pacientes a como evitar estes gatilhos, geralmente divido meu plano de ação em duas partes: (1) uma atitude simples e imediata que deve ser tomada no mesmo dia; e (2) uma estratégia mais abrangente e a longo prazo, para utilização por toda a vida.

O Que Você Deve Fazer Agora para Reduzir a sua Exposição aos Radicais Livres?

Talvez o melhor conselho que possa lhe dar agora seja de que não há necessidade de modificar por completo *neste momento* a sua vida, numa tentativa de se livrar do excesso de radicais livres que você pode encontrar. Em vez disso, sugiro que escolha hoje um fator que na sua opinião represente o gatilho mais sério na sua vida, e passe a tomar medidas para eliminá-lo ou pelo menos a fazer o possível para restringir sua exposição.

Por exemplo, se você é fumante, comece por aí. Esqueça-se de todos os outros radicais livres aos quais você pode estar exposto. Todos aqueles que já tentaram parar de fumar sabem o quão difícil isto pode ser. Se você tentar simultaneamente eliminar o fumo e a exposição à luz do sol e a vários outros gatilhos de radicais livres, terá poucas chances de sucesso.

Se, na sua opinião, o principal gatilho é a fumaça colateral do cigarro, avalie os lugares onde você fica exposto à fumaça e procure evitá-los. Esta tarefa pode ser tão difícil quanto parar de fumar — especialmente se você convive com um fumante ou trabalha em um lugar onde muitos de seus colegas fumam.

O que fazer caso viva ou trabalhe com um fumante? Talvez tudo o que possa fazer como passo inicial seja restringir outros locais onde possa estar exposto ao fumo, como os lugares reservados para fumantes em restaurantes. Você também procurará ficar pouco tempo em um aposento ocupado pelo fumante em sua família. Ou talvez consiga mudar a sua mesa ou espaço de trabalho para um local ventilado, próximo de uma janela aberta, ou se transferir para um outro escritório longe da fumaça. O importante é identificar o principal gatilho de radical livre na sua vida e fazer alguma coisa.

Ao conseguir progressos em lidar com a principal fonte da atividade dos radicais livres no seu cotidiano, você estará pronto para dar o próximo passo — planejar uma estratégia mais abrangente contra os radicais livres pelo resto de sua vida.

Estratégia para uma VIda sem os Nocivos Radicais Livres

Para elaborar uma estratégia contra os radicais livres ou pelo menos para reduzir os radicais, elabore uma agenda semanal acerca dos locais ou ambientes associados a cada uma de suas atividades e compromissos. É melhor escrever tudo que você faz e todos os lugares a que vai, para que nenhum tipo de exposição passe despercebido.

Por exemplo, a rotina de um dia poderia ser mais ou menos assim:

6:30 — Acordar, arrumar-se para o trabalho.

7:30-8:15 — Trânsito. (A fumaça dos automóveis é pouca ou inexistente na primeira metade do percurso, surgindo em maior quantidade na última metade do percurso; o sol bate nos seus olhos o tempo todo.)

8:30-8:45 — Lanche na cantina do escritório (os companheiros de trabalho fumam muito).

8:45-12:30 — Trabalho no escritório (relativamente sem fumaça de cigarro, exccto no intervalo para o café).

12:30-14:00 — Almoço, geralmente com outros colegas de trabalho (50% das vezes em restaurantes com pouca ventilação).

14:00-17:30 — Trabalho no escritório (relativamente sem fumaça de cigarro, exceto no segundo intervalo para o café).

17:30-18:45 — Trânsito de volta para casa (fumaça dos automóveis em grande quantidade na primeira metade do trajeto, moderada a intensa na última metade).

18:30-19:15 — Corrida, exercícios calistênicos ao ar livre (você pode respirar a fumaça dos veículos quando está praticando exercícios nas ruas).

19:30-23:00 — Jantar, leitura, televisão em casa (o cônjuge fuma durante aproximadamente uma hora na sala de estar).

Após enumerar estas atividades e os locais onde são realizadas, você terá melhores condições de analisar a sua situação e fazer alguns ajustes.

Por exemplo, talvez você decida utilizar um chapéu, óculos de sol, ou se proteger no trajeto para o seu trabalho quando fica exposto ao sol. Para reduzir a exposição à poluição do ar, deve procurar ir mais cedo para o trabalho pela manhã ou voltar um pouco mais tarde à noite. Evite a fumaça do cigarro de seus colegas ou nos restaurantes durante o dia, escolhendo lugares diferentes para comer ou lanchar.

Você notará que se passar a correr antes da alvorada ou após o pôr-do-sol, a poluição será menor. Não corra ou pratique exercícios num raio de dois metros de uma rua com muito trânsito, particularmente durante o dia. Além disso, você pode traçar um novo trajeto para os seus exercícios, evitando o tráfego pesado ou áreas poluídas.

Naturalmente, você não pode se mudar da sua casa simplesmente porque o seu cônjuge fuma. Porém, se ele fuma apenas durante uma hora, você pode realizar suas atividades em um outro aposento naquele período. Ou, como muitas famílias têm feito, encorajá-lo a fumar em apenas um dos aposentos, ou, melhor ainda, fora de casa.

O propósito destes ajustes não é se tornar antipático ou se transformar em um "maníaco da saúde" nas suas relações com colegas ou familiares. Em vez disso, algumas modificações discretas, porém decisivas na forma como você conduz as suas atividades, podem ter uma grande influência na sua exposição aos radicais livres que reduzem a sua imunidade, causam doenças e promovem o envelhecimento prematuro.

A Revolução Antioxidante, quando abraçada em todos os seus aspectos, é de fato uma abordagem abrangente e revolucionária para a saúde e longevidade. Ao mesmo tempo, a maioria das modificações que proponho podem ser conseguidas com um mínimo de interferência nos seus hábitos cotidianos, exercícios e alimentação. O importante é que você encare seriamente a ameaça dos radicais livres e participe de um movimento que cada vez mais está se tornando parte das crenças científicas para uma boa saúde e para os aconselhamentos médicos.

Epílogo

A história dos radicais livres/antioxidantes às vezes me faz lembrar os furos jornalísticos. Quando você acha que descreveu todos os elementos importantes de um assunto, logo surge algo novo. Para constatar como este tópico excitante está sempre se modificando, basta olhar para as referências, as pesquisas acerca de antioxidantes nos jornais locais, assistir a programas na televisão ou, como sempre faço, fazer um levantamento de seminários científicos e palestras que tratam do assunto.

Ao fazer os preparativos finais deste manuscrito, fui avisado de um seminário acerca de radicais livres e antioxidantes que seria realizado entre 31 de agosto e 1º de setembro de 1993, em Washington, D.C. Cientistas proeminentes neste assunto examinaram a influência de antioxidantes alimentares e não-alimentares (suplementos) sobre a saúde. Entre os objetivos específicos deste encontro estavam os seguintes tópicos:

1. Avaliar criticamente os dados existentes acerca dos efeitos benéficos que os antioxidantes encontrados na alimentação e nos suplementos alimentares podem ter sobre a saúde humana.
2. Desenvolver uma abordagem científica para ser utilizada em estudos futuros que esclareçam nitidamente a influência dos antioxidantes sobre a saúde humana.
3. Identificar uma maneira de aumentar a compreensão acerca do papel destes compostos na promoção da saúde; também havia o desejo de criar um modo eficaz de comunicar estas informações ao público.

Durante o seminário, representantes do Ministério de Alimentos e Medicamentos dos Estados Unidos (sigla em inglês, FDA) delinearam alguns princípios fundamentais que o orientarão na avaliação de novas possíveis concessões, particularmente aquelas relacionadas ao uso de vitaminas antioxidantes e suplementos minerais. Entre outras coisas, o FDA afirmou que a aprovação da comercialização de suplementos se basearia nos seguintes fatores:

- Conteúdo científico das solicitações.
- Análise dos riscos e benefícios possíveis.
- Envolvimento da comunidade científica na indústria dos suplementos através de juntas consultivas, seminários e outros mecanismos.

O FDA também irá trabalhar intensamente no sentido de aproveitar o seu principal veículo para comunicar as informações ao consumidor — o rótulo dos alimentos.

Muitos dos cientistas presentes no seminário de Washington compartilharam o seu conhecimento acerca dos fatos mais recentes, achados e tendências nas pesquisas acerca de antioxidantes e radicais livres. Logo adiante são citados os nomes de alguns dos principais participantes e um breve resumo dos seus trabalhos:

O *Dr. Barry Halliwell,* da Universidade da Califórnia, em Davis, propôs que um antioxidante seja definido como qualquer substância que proteja os tecidos contra a lesão oxidativa. Ele lembrou aos participantes que as variedades reativas do oxigênio desempenham um papel benéfico na promoção da saúde, pois os leucócitos as utilizam para destruir bactérias invasoras.

De qualquer modo, os radicais livres podem causar lesão oxidativa grave se não forem neutralizados ou inativados. Infelizmente, o sistema de defesa do corpo contra os radicais livres não é 100% eficaz, e os radicais livres constituem fatores potencialmente adversos em um grande número de doenças crônicas. Além disso, nem sempre fica evidente se os radicais livres representam a causa ou a conseqüência da lesão tissular. Mesmo assim, sabemos, segundo Halliwell, que esta lesão dos tecidos orgânicos é capaz de causar uma produção adicional de radicais livres e agravar a lesão tissular.

O *Dr. Lawrence Machlin*, do Laboratório Hoffman-Laroche, Inc., concluiu que os estudos epidemiológicos (feitos em grandes grupos populacionais) sugerem de forma convincente um efeito positivo dos antioxidantes nos cânceres do pulmão, estômago, esôfago e garganta. As associações são mais fortes para o betacaroteno (ou vitamina A) e o câncer pulmonar, a vitamina C e o câncer de estômago. Ele mencionou que os dados ainda não são tão definitivos no que diz respeito às doenças cardíacas; ainda assim, o uso de suplementos de vitamina E está associado a uma diminuição do risco em homens e mulheres, e a suplementação com betacaroteno reduziu a incidência de problemas cardiovasculares em um grupo de pessoas com sinais clínicos e sintomas de doença cardíaca.

O *Dr. Thomas Slaga,* do Centro Oncológico Anderson da Universidade do Texas, afirmou que as evidências de um efeito protetor dos antioxidantes são mais fortes nos estágios bem precoces de uma doença, como o câncer. Também existe a possibilidade da vitamina C e o betacaroteno produzirem efeitos protetores contra o câncer de estômago em seres humanos através de um mecanismo não relacionado às suas propriedades antioxidantes. Em outras palavras, o consumo aumentado de alimentos ricos em vitamina C e betacaroteno, como frutas e verduras frescas, pode conferir alguma proteção contra o câncer devido a outros ingredientes ainda desconhecidos. Estes ingredientes incluem substâncias "fitoquímicas", que estão presentes em plantas e supostamente possuem efeitos benéficos para a saúde.

O *Dr. David Janero*, um cientista da Ciba-Geigy Corporation, afirmou que existem poucas dúvidas acerca do valor dos antioxidantes na redução do risco na lesão por isquemia-reperfusão. Você deve se lembrar que isto envolve a perda temporária do suprimento sangüíneo e de oxigênio para os tecidos do corpo (especialmente o coração, durante um infarto), seguida pelo fluxo de sangue para os tecidos comprometidos. Sem um tratamento antioxidante, este fenômeno pode ser letal em questão de segundos após a restauração da circulação para o coração.

O *Dr. Balz Frei,* da Faculdade de Saúde Pública de Harvard, concordou com o papel dos antioxidantes no controle ou na redução do processo aterosclerótico. Ele confirmou que a oxidação da partícula de colesterol LDL "ruim" é o evento que dá início ao processo aterosclerótico (ou seja, entupimento das artérias). Além disso, ele mencionou que as experiências utilizando vitamina C no laboratório eram capazes de proteger por completo o colesterol LDL da lesão provocada pelos radicais livres.

Uma proteção considerável também era fornecida por outros antioxidantes, como a vitamina E. Em seus estudos acerca de seres humanos, os Drs. Ishwarlal Jialal e Scott Grundy confirmaram esta observação e rotularam a vitamina E como o "antioxidante superior" para proteção contra a oxidação da LDL.

D. Shambhu Varma, Diretor de Pesquisas em Oftalmologia da Faculdade de Medicina da Universidade de Maryland, apresentou dados sugerindo que a vitamina C, a vitamina E e alguns "bioflavonóides" (substâncias obtidas de plantas como o trigo-sarraceno e a castanha-da-índia) podem conferir proteção contra as cataratas.

A *Dra. Priscilla Clarkson*, do Departamento de Ciência dos Exercícios, da Universidade de Massachusetts, discutiu o pensamento atual acerca da liberação de radicais livres induzida pelos exercícios e os seus possíveis efeitos nocivos. Ela afirmou que o condicionamento físico aumenta os sistemas de defesa antioxidante do organismo através do aumento de antioxidantes na circulação. Assim, até certo ponto, os exercícios para aptidão física podem reduzir a lesão oxidativa causada pelos exercícios intensos. Além disso, indivíduos que praticam exercí cios extenuantes e superam as defesas naturais do corpo podem reduzir a magnitude da lesão ingerindo suplementos antioxidantes. (As observações e os achados desta pesquisadora corroboram as informações e recomendações apresentadas nos Capítulos 4 e 5.)

A Dra. Clarkson também lembrou ao grupo que, apesar dos suplementos de antioxidantes não melhorarem o desempenho físico ao nível do mar, os estudos demonstraram alguma melhoria da capacidade atlética entre alpinistas de grandes altitudes.

Em conclusão, os participantes neste seminário concordaram que os possíveis benefícios do aumento da ingestão de antioxidantes devem ser equilibrados com a necessidade de mais estudos e provas científicas. Visto que o câncer e as doenças do coração representam as duas causas principais de mortes nos Estados Unidos, eles afirmaram que deve-se prestar atenção a qualquer possibilidade que reduza estas mortes de uma forma eficaz, pouco dispendiosa e razoavelmente segura.

Por fim, no momento em que este livro estava prestes a ser impresso, o Instituto Nacional do Câncer publicou, no *The New England Journal of Medicine* de abril de 1994, os resultados de um estudo de cinco a oito anos acerca de mais de 29.000 fumantes na Finlândia. Os fumantes foram divididos em quatro grupos: o primeiro grupo tomou suplementos diários de betacaroteno; o segundo, suplementos diários de vitamina E; o terceiro, betacaroteno e vitamina E; e o quarto, nenhum suplemento. Os resultados deste estudo estão resumidos no Capítulo 2 e em outras partes deste livro, e também no Apêndice 6. Isto representa a última palavra acerca de antioxidantes e radicais livres da minha mesa para a sua. Fique sintonizado nos próximos avanços, pois devem ocorrer outras novidades importantes nesta excitante Revolução Antioxidante.

APÊNDICE

1

A Linguagem da Revolução Antioxidante

Para compreender a natureza real e a enormidade da ameaça trazida pelos radicais livres, é importante ter noção da terminologia científica utilizada para descrever as moléculas problemáticas específicas que estão invadindo o seu organismo. Você também precisa saber os nomes e as características dos sistemas de defesa antioxidante. Armado com este "vocabulário" da Revolução Antioxidante, você estará em condições de compreender mais profundamente as defesas disponíveis e formas práticas de reforçá-las.

Quem É o Verdadeiro Inimigo?

Quando pensamos no oxigênio, geralmente nos lembramos da respiração e do ar que sustentam a vida. Sem oxigênio não poderíamos viver, até mesmo por um curto período. Todos nós somos "aeróbios", pois vivemos no ar com uma atmosfera constituída de quase 21% de oxigênio.

Mas nem todas as moléculas de oxigênio são iguais. A maior parte do oxigênio que respiramos é estável e essencial para nossa saúde e bem-estar. Outras moléculas instáveis do oxigênio — entre as quais estão os radicais livres e seus assemelhados — também podem se comportar de modo benéfico para nós. Mas em algumas situações, os radicais podem se transformar no exemplo clássico de bons rapazes que ficaram degenerados.

Nosso corpo precisa desesperadamente dos serviços de uma força organizada e altamente disciplinada de moléculas poderosas conhecidas como "variedades de oxigênio reativo". Elas receberam este nome porque cada uma delas representa uma variedade volátil e agressiva da molécula de oxigênio. Elas também recebem o nome "oxidantes" por terem o poder de se combinar com, ou "oxidar", outras moléculas.

Sob esta denominação de variedades de oxigênio reativo existem quatro moléculas particularmente importantes. Entre elas estão o radical hidroxila e o radical superóxido, conhecidos como "radicais livres". Outras duas moléculas relacionadas, o oxigênio isolado e o peróxido de oxigênio, são conhecidas como variações "não-radicais" das espécies de oxigênio reativo.

As espécies de oxigênio reativo do tipo radical e não-radical possuem diferenças em suas estruturas moleculares — um fato que influencia o seu modo de ação no organismo. Os radicais livres possuem um ou mais elétrons sem par. Esta estrutura é relativamente pouco habitual, pois a maioria dos elétrons nas moléculas existe aos pares. Quando se movimentam em suas órbitas, estes elétrons isolados exibem uma natureza instável. Motivo: A estabilidade a nível atômico depende da existência de um elétron equilibrado com um outro elétron em cada órbita.

Em conseqüência desta instabilidade, os radicais livres estão constantemente em busca de outras moléculas para se ligar, assim como pequenos ímãs. (Às vezes, os radicais também são chamados de "tripulações de destruição celular", devido aos danos que causam após terem se combinado com uma outra molécula.) A sua existência isolada dura apenas alguns microssegundos antes de colidirem com uma outra molécula.

Os outros membros da espécie de oxigênio reativo, os não-radicais, possuem uma estrutura diferente da dos radicais livres. Ou seja, possuem elétrons geminados, e por isso exibem uma estabilidade maior do que os seus parentes radicais livres. Ainda assim, contudo, são mais ativos do que a maioria das outras moléculas. Conseqüentemente, estão bem adaptados para o trabalho exigente, porém benéfico, no seu organismo.

Qual o trabalho benéfico realizado por estas moléculas? Quando elas estão sob controle, as espécies de oxigênio reativo, como um grupo, desempenham múltiplas finalidades para manter os sistemas físicos funcionando apropriadamente. Aqui está um resumo de sua origem e funcionamento.

Os radicais livres e as espécies de oxigênio reativo não-radicais surgem em uma variedade de locais e situações no organismo. Eles podem ser provenientes de:

- *Metabolismo básico do organismo.*
  Quando o alimento que você ingere é transformado em energia pelas centrais de energia (mitocôndrias) nas suas células, os radicais livres são liberados durante o processo metabólico. Se tudo estiver funcionando bem, um dos radicais mais comuns, o superóxido, é imediatamente degradado por uma enzima chamada "superóxido dismutase" (também conhecida como SOD).
- *Leucócitos.*
  Quando bactérias perigosas penetram no seu corpo e o ameaçam com uma doença infecciosa, diferentes tipos de leucócitos também conhecidos como "polimorfonucleares", "monócitos" e "macrófagos" começam a lançar radicais livres para destruir os invasores. Você pode imaginar estes radicais como pequenos mísseis que acertam os inimigos internos do seu corpo.
- *O revestimento das paredes vasculares.*
  Este revestimento, conhecido como "endotélio", produz o radical superóxido para controlar a contração da musculatura lisa dos vasos sangüíneos. O controle do tônus do revestimento dos vasos é fundamental para se manter um fluxo sangüíneo apropriado.
- *Hemácias.*
  Uma proteína que contém ferro na hemoglobina das hemácias utiliza as espécies de oxigênio reativo para decompor e utilizar o oxigênio no corpo.

Como você vê, os radicais livres e os seus parentes não-radicais estão constantemente ocupados em seu corpo, mantendo os diferentes sistemas funcionando e protegendo-o contra ataques externos. Infelizmente, eles também podem virar a casaca e direcionar sua força formidável contra você.

Como se Cria um Renegado

Apesar de não podermos viver sem os bons rapazes, as espécies de oxigênio reativo que estão sob controle e executando suas tarefas, também corremos um risco mortal trazido por aqueles que infringem as leis do organismo.

Qual o motivo que leva estas moléculas a se transformarem em renegados? Nossos corpos são projetados para funcionar da melhor maneira possível como parte de um equilíbrio delicado, com uma quantidade suficiente de moléculas reativas de oxigênio para manter a boa saúde. Quando este equilíbrio é rompido, os problemas surgem. Infelizmente, vivemos em um mundo cheio de forças hostis capazes de desencadear a liberação de um excesso de radicais em nossos corpos.

Eis alguns dos fatores que colocam você em risco:

- *Cigarro*
  Alguns radicais, que são emitidos pela própria fumaça do cigarro, penetram no seu corpo através do sistema respiratório. Estas moléculas instáveis de oxigênio tanto podem danificar diretamente os tecidos pulmonares, como desencadear a liberação de espécies de oxigênio reativo pelas células do corpo, inclusive os leucócitos.

- *Poluição do Ar*
  Este gatilho funciona de forma muito parecida com a fumaça do cigarro, onde alguns radicais penetram diretamente no seu corpo e outros são produzidos à medida que as células entram em contato com o ar poluído.

- *Alguns Medicamentos*
Entre estes medicamentos, estão as drogas contra o câncer, como a doxorrubicina (Adriamicina). Este medicamento, além de combater o câncer, pode causar problemas cardíacos através da liberação de radicais.

- *Luz Ultravioleta*
Estes raios poderosos, que são emitidos pelo sol ou por uma lâmpada solar, podem danificar as células.

- *Pesticidas e Outros Contaminantes Químicos*
Você constantemente ingere estas substâncias através dos alimentos que come e bebidas que toma.

- *Exercício Excessivo*
Qualquer excesso no treinamento é capaz de produzir radicais livres adicionais; a lesão mais séria, porém, é produzida pelo treinamento e competições do tipo "ultra" (como as ultramaratonas, que envolvem corridas em distâncias mais longas do que a maratona tradicional).

- *Lesões Articulares e Tissulares, Incluindo Músculos Doloridos ou Distendidos*
O traumatismo e a inflamação produzidos pelas lesões que ocorrem durante os exercícios, ou por um trabalho pesado pouco habitual, geralmente resultam em um excesso de radicais. Estes radicais são lançados no local da lesão ou em um músculo excessivamente utilizado.

- *Diabetes Descontrolado*
Os vários anos de exposição a níveis elevados de açúcar no sangue produzem moléculas instáveis de oxigênio em pacientes diabéticos.

- *Radiação*
Muitos radicais livres podem surgir no seu corpo quando você fica exposto aos raios X ou a algum aparelho que utilize radioisótopos, como nas cintilografias ou tomografias computadorizadas.

- *Estresse Emocional*
A produção de um excesso de radicais livres quando você se encontra sob pressão pode ser um motivo da associação entre o estresse e os ataques cardíacos e o câncer verificada em muitos estudos.

- *Asbesto e Fibras Relacionadas*
Esta "partícula" sólida pode penetrar nos seus pulmões através da respiração. As fibras danificam os seus leucócitos e, por fim, liberam radicais livres altamente destrutivos.

- *Lesões da Reperfusão*
"Reperfusão" quer dizer o retorno do sangue para um órgão ou tecido que ficou temporariamente privado do sangue. Isto ocorre após um infarto não fatal ou uma crise em que o suprimento sangüíneo tenha sido interrompido temporariamente para o seu coração ou cérebro. Salvas de radicais livres podem ser liberadas durante este processo. Às vezes, a reperfusão rápida pode levar a uma interrupção fatal no batimento rítmico do coração.
As lesões da reperfusão também podem ocorrer quando órgãos ou tecidos ficam temporariamente privados do suprimento sangüíneo após a utilização de um garrote ou desvio cardiopulmonar durante operações no coração ou nas artérias coronárias.

- *Desvio do Sangue Para o Trato Digestivo Após uma Refeição Pesada*
Quando você come uma refeição pesada, o sangue pode ser desviado dos músculos, coração e até mesmo do cérebro para o estômago e os intestinos. Este processo, que envolve um tipo de reperfusão e deixa você sonolento após uma refeição, pode fazer com que pacientes cardíacos sintam dores no peito. Podem até mesmo surgir câimbras musculares e náusea quando se realizam exercícios logo após as refeições. É possível que a liberação de radicais livres seja um fator importante por detrás desta sensação de desconforto ou mal-estar.

Quando estes fatores desencadeiam a liberação de muitos radicais livres e de espécies não-radicais de oxigênio, os resultados são desastrosos.

Em primeiro lugar, estas moléculas degeneradas podem ter um papel importante na gênese da aterosclerose, ou endurecimento das artérias. Muitos especialistas acreditam que o desenvolvimento de placas nas artérias esteja diretamente relacionado à oxidação do colesterol LDL "ruim" pelos radicais. O que acontece com o colesterol LDL é semelhante ao que ocorre quando os alimentos ficam rançosos após permanecerem expostos ao oxigênio e ao calor.

Estas moléculas degeneradas também podem lesar o núcleo de uma célula e romper a cadeia genética do DNA. Este tipo de lesão pode causar vários cânceres. As moléculas degeneradas também podem danificar a membrana e outras estruturas da célula. Entre as possíveis conseqüências patológicas estão as cataratas, artrite, cegueira infantil (causada pela exposição de crianças prematuras a uma atmosfera excessivamente rica em oxigênio nas incubadoras), envelhecimento precoce e imunidade prejudicada.

Os quatro membros principais das espécies de oxigênio reativo estão envolvidos nesta destruição — sendo que o mais rápido, mais ativo e potencialmente mais mortal de todos é o radical hidroxila. Além disso, estas moléculas degeneradas não existem ou funcionam de forma independente. Normalmente, elas são o produto de reações em cadeia, onde uma das moléculas degeneradas dá origem a outra.

Por exemplo, o peróxido de hidrogênio pode produzir um oxigênio isolado. Ou interações químicas envolvendo o peróxido de hidrogênio podem levar ao surgimento do radical hidroxila. Uma explosão de radicais geralmente desencadeia salvas subseqüentes. E ao longo deste processo, mais e mais danos são infligidos no seu organismo. Viver e respirar ou simplesmente existir no mundo atual nos coloca expostos a venenos, eventos e pessoas cujos hábitos nos ameaçam com estas moléculas degeneradas. O que fazer para se proteger? Será que existe alguma força boa para nos proteger da deterioração que ameaça o nosso corpo?

Felizmente, existem duas forças positivas que podem colocar de lado a ameaça dos radicais e trazê-lo de volta para uma vida mais saudável e mais longa. A primeira é um tipo de força policial que existe no seu corpo mas que precisa de algum reforço. A segunda é um conjunto externo de aliados — um tipo de fuzileiro contra os radicais que está apenas esperando um sinal seu para lançar um contra-ataque. Juntas, estas duas forças compõem a base da Revolução Antioxidante que lhe permitirão recuperar o controle sobre a sua saúde e sua vida.

A Força Policial do seu Corpo

Se não fossem os fatores relacionados ao meio ambiente e ao estilo de vida, que atuam produzindo um excesso de radicais no seu organismo, você provavelmente possuiria "policiais" internos suficientes para manter o seu oxigênio reativo sob controle. Estas defesas naturais são chamadas de "antioxidantes endógenos".

A palavra "endógeno" significa que elas são produzidas no interior do seu corpo, e "antioxidante" indica que elas possuem o poder de desarmar ou neutralizar as espécies de oxigênio reativo radicais e não-radicais. (O termo "oxidante" é às vezes utilizado para fazer menção às espécies de oxigênio reativo, pois estas se combinam prontamente com outras moléculas, ou as oxidam.)

Existem três tipos principais de antioxidantes endógenos: O primeiro é a superóxido dismutase (ou "SOD", como é comumente conhecida). Este patrulheiro tem a capacidade de transformar o radical superóxido em peróxido de hidrogênio, o qual, por sua vez, através de um processo distinto, é transformado em água e oxigênio.

O segundo antioxidante interno é a catalase, que remove o peróxido de oxigênio. Através desta ação, a catalase ajuda a prevenir a lesão celular, como o rompimento das fitas de DNA, o que pode, em alguns casos, evoluir para o câncer.

O terceiro antioxidante produzido naturalmente é a glutationa peroxidase (ou GSH), que é ainda mais importante do que a catalase na remoção do peróxido de hidrogênio.

Estes três antioxidantes naturais, junto com outras enzimas e moléculas do seu corpo, realizam um bom trabalho na manutenção do controle sobre as espécies de oxigênio reativo. Com a prevalência dos gatilhos ambientais e outros fatores, porém, que liberam radicais livres, a força policial interna pode não ser adequada.

É possível reforçar os antioxidantes endógenos, basicamente, através da utilização de técnicas de treinamento gradual e de baixa intensidade para aumentar a sua aptidão física. Este tipo de programa pode na realidade reduzir a tendência de seu organismo para produzir um excesso de radicais durante os exercícios intensos e também reforça as suas defesas antioxidantes naturais. (Consulte o Capítulo 8.)

Independentemente do poder da sua força policial, ou de quanto você consiga reforçá-la através do treinamento com exercícios, ainda há necessidade de auxílio externo. Este se encontra disponível principalmente na forma de três vitaminas, que eu chamo de "Fuzileiros Antioxidantes".

Chame os Fuzileiros Antioxidantes!

Para obter uma proteção completa contra as espécies de oxigênio reativo que estão soltas no seu sistema, é absolutamente necessário que você fortifique as defesas naturais de seu corpo com "antioxidantes exógenos". Estes destruidores dos radicais livres, obtidos no exterior, incluem a vitamina E, a vitamina C e o betacaroteno, "um carotenóide" precursor da vitamina A.

Cada uma destas vitaminas é analisada detalhadamente no Capítulo 6, que fala acerca dos suplementos, e no Capítulo 7, que trata da nutrição. Em seguida, apresento um breve resumo.

Vitamina E

Esta vitamina desempenha muitas funções importantes na proteção do seu corpo contra os radicais livres. Ela existe naturalmente na LDL e recebe o impacto dos radicais livres soltos ao redor. Ao realizar este sacrifício pelos radicais livres, ela impede que a LDL se oxide, um processo que culmina nas "células de espuma". Esta ação protetora é extremamente importante, pois as células de espuma, que estão agrupadas com o colesterol LDL oxidado, podem se juntar e formar uma placa que entope as artérias. Lembre-se: o surgimento dessa placa é um passo importante na gênese da aterosclerose e dos ataques cardíacos.

Todavia, as reservas de vitamina E produzidas naturalmente são muitas vezes inadequadas, tornando com freqüência necessário o auxílio externo. A ingestão de vitamina E adicional através da dieta e de suplementos reforçará as suas defesas naturais e fornecerá um forte escudo contra as moléculas degeneradas de oxigênio.

A vitamina E também foi associada à proteção contra o câncer gastrintestinal e o câncer pulmonar. Esta defesa contra o câncer está baseada na capacidade da vitamina E de conter os radicais degenerados antes de eles penetrarem na célula e danificarem o núcleo e o DNA, ou código genético. As células com um DNA danificado correm um risco maior de se tornarem malignas.

Vitamina C

Esta vitamina intensifica o efeito da vitamina E na prevenção da oxidação do colesterol LDL e na formação da placa. Além disso, a vitamina C está associada com a prevenção de cânceres do esôfago, laringe, cavidade oral, pâncreas, estômago, reto e cérvix.

A vitamina C atua também como um eliminador do nitrito e ajuda a limpar os resíduos da fumaça do cigarro. Ela também possui um efeito protetor contra a lesão do DNA no espermatozóide humano. Este tipo de lesão pode afetar a qualidade dos espermatozóides e produzir defeitos genéticos.

Betacaroteno

O betacaroteno tem o poder de fornecer alguma proteção contra o câncer pulmonar, câncer da cavidade oral, câncer da bexiga e câncer do reto. Ele também está associado à prevenção de tumores cutâneos, o que pode ser desencadeado pela exposição à luz ultravioleta.

Você foi apresentado aos principais combatentes na linha de frente da Revolução Antioxidante:

1. Os "bons rapazes" — ou os tipos de oxigênio que funcionam adequadamente (incluindo os radicais livres e os não-radicais). Eles desempenham um papel essencial e benéfico no seu organismo, protegendo-o contra a invasão das bactérias.

2. As moléculas degeneradas. Estas espécies de oxigênio reativo estão fora de controle e passam a danificar e destruir órgãos e tecidos.
3. A força policial interna de seu corpo. Entre estes pacificadores estão os três principais "antioxidantes endógenos" que neutralizam o excesso de radicais e impedem a lesão do seu organismo.
4. Os combatentes externos, ou "fuzileiros". Três importantes vitaminas — E, C e betacaroteno — fornecem a ajuda necessária para os antioxidantes internos a fim de mantê-lo saudável.

APÊNDICE

2

Bases Científicas da Revolução Antioxidante

Já se falou bastante no texto deste livro acerca dos fundamentos científicos em que se baseia a minha Revolução Antioxidante. Creio, porém, ser também importante, para aqueles interessados em explicações técnicas, fornecer maiores detalhes acerca de alguns estudos e achados que me levaram a tirar conclusões.

Esta discussão chama a atenção para publicações científicas que associam a lesão produzida pelos radicais livres e a resposta antioxidante para as doenças cardíacas e cadiovasculares, o câncer, cataratas e várias outras doenças. (Uma citação completa dos artigos publicados em revistas científicas e que foram mencionados neste apêndice pode ser encontrada nas referências mencionadas para os Capítulos 1 e 2.)

A Conspiração Interna contra o seu Coração e Vasos Sangüíneos

Em um simpósio publicado em 25 de fevereiro de 1993 no *The American Journal of Cardiology*, o editor convidado Dr. Antonio M.

Gotto resumiu os conhecimentos atuais acerca dos antioxidantes e o metabolismo dos lipídios (gorduras no sangue) da seguinte forma:

> Existe um interesse crescente no uso potencial dos antioxidantes como tratamento para a doença aterosclerótica, particularmente a descoberta da influência da oxidação das lipoproteínas de baixa densidade (LDL) no surgimento de aterosclerose em coelhos Wantanabe. Os resultados obtidos no Estudo Acerca da Saúde dos Médicos indicam que o betacaroteno pode ser benéfico para reduzir o risco de problemas cardiovasculares, dado tratar-se de um antioxidante reconhecido na fração LDL. Alguns estudos mencionaram uma diminuição nos níveis de ácido ascórbico (vitamina C) e vitamina E em pacientes com coronariopatia.

Um dos artigos neste simpósio enfocou o efeito do probucol, um medicamento que possui efeitos antioxidantes e também reduz os níveis de lipídios. O pesquisador Goran Walldius e seus colegas do Instituto de Pesquisa Rei Gustavo V, Instituto Karolinska, Estocolmo, Suécia, notaram que o probucol não apenas reduz os níveis de colesterol, mas também reduz a formação de TBARS. Os pesquisadores notaram que este resultado na TBARS indicava que "o probucol protegia a LDL contra a oxidação".

Em uma outra publicação recente no *Clinical Cardiology*, o Dr. William S. Harris concluiu:

> Os nutrientes com propriedades antioxidantes, como as vitaminas C e E, o betacaroteno e os ácidos graxos monossaturados (quando substituem os ácidos graxos poliinsaturados) conseguem reduzir a suscetibilidade da LDL à oxidação. O tratamento antioxidante, se comprovado, deve ser considerado como um adjunto na terapia de redução dos lipídios objetivando um impacto maior nas doenças coronarianas.

Qual o futuro das pesquisas acerca dos efeitos dos antioxidantes sobre as doenças cardiovasculares? Aqui está o "resumo das recomendações" dos trabalhos de um seminário acerca dos "Antioxidantes na Prevenção da Aterosclerose em Seres Humanos" durante um encontro do Instituto Nacional do Coração, Pulmão e Sangue realizado em 5-6 de setembro de 1991:

- São necessárias mais pesquisas básicas acerca dos mecanismos envolvidos na modificação oxidativa da LDL e da maneira como os vários antioxidantes influenciam este fenômeno.
- São necessários mais estudos em animais para determinar se a proteção da LDL contra a modificação oxidativa influencia na evolução das lesões.
- São necessárias mais pesquisas acerca dos possíveis efeitos dos antioxidantes nos estágios avançados da aterosclerose e da trombose.
- Houve um consenso de que as evidências disponíveis justificam um estudo clínico acerca dos antioxidantes naturais (associados a nenhum aumento no risco), porém os estudos clínicos com medicamentos antioxidantes (que podem trazer efeitos colaterais deletérios) devem ser adiados até se dispor de mais conhecimento.

Em outras palavras, os especialistas neste seminário — entre os quais estava o proeminente pesquisador em antioxidantes e radicais livres Daniel Steinberg, da Universidade da Califórnia, em San Diego, e também o meu consultor, o Dr. Scott M. Grundy — deram um sinal verde para as pesquisas futuras acerca dos antioxidantes naturais, como as vitaminas E, C e o betacaroteno. Recomendaram, porém, cautela, no momento, com pesquisas acerca de medicamentos, como o probucol.

Como os Antioxidantes Combatem o Câncer

Gladys Block, professor da Faculdade de Saúde Pública da Universidade da Califórnia, em Berkeley, resumiu da seguinte maneira os conhecimentos atuais na revista *Nutrition Reviews*, em julho de 1992: "Creio que os dados corroboram nitidamente a aprovação da seguinte afirmativa: 'Uma dieta rica em vitaminas antioxidantes pode reduzir o risco de câncer em alguns pacientes.' Isto está de acordo com o que o FDA propõe aprovar no que diz respeito ao conteúdo de lipídios na alimentação e o câncer."

Corroborando esta posição, Tim Byers e Geraldine Perry concluíram, em um artigo publicado em 1992 no *Annual Review of Nutrition*: "Os micronutrientes antioxidantes, especialmente os carotenos, a vitamina C e a vitamina E, parecem desempenhar importantes papéis na proteção do organismo contra o câncer. Eles bloqueiam a formação de cancerígenos químicos no estômago, protegem o DNA e as membranas lipídicas contra a lesão oxidativa, e estimulam a função imune."

Byers e Perry afirmaram, no entanto, que são necessários trabalhos adicionais nesta área:

> Por que os efeitos dos micronutrientes são diferentes em diferentes órgãos, quais as doses ideais capazes de reduzir o risco, e existem efeitos adversos possíveis? [Estas] são questões que precisam ser respondidas (...) Apesar de restarem muitas dúvidas importantes (...) existe uma forte base científica para as recomendações americanas atuais que enfatizam o consumo freqüente de frutas e vegetais. As frutas e os vegetais parecem proteger o corpo humano contra o câncer, possivelmente por conferirem uma proteção contra a lesão oxidativa.

Constatou-se igualmente que o tratamento antioxidante é útil em associação com a quimioterapia e a irradiação. O pesquisador K. Jaakkola e seus colegas publicaram em 1992 no *Anticancer Research*:

> O tratamento antioxidante, junto com a quimioterapia e a irradiação, prolongou o tempo de sobrevida de pacientes com câncer pulmonar de pequenas células (...) Também notamos que os pacientes que receberam antioxidantes suportaram bem a quimioterapia e a radioterapia. Os pacientes que sobreviveram iniciaram o tratamento antioxidante em um período mais precoce do que aqueles que sucumbiram.

Por fim, os estudos epidemiológicos com grandes populações estão mostrando que níveis sangüíneos elevados de antioxidantes estão associados a proteção contra diversos cânceres. O pesquisador J. Chen e seus colegas mencionaram esses resultados em 1992 no *International Journal of Epidemiology,* em um estudo acerca de homens e mulheres em 65 municípios rurais na República Popular da China:

> Os níveis plasmáticos dos antioxidantes alimentares em geral se correlacionaram negativamente com o índice de mortalidade por câncer. O ácido ascórbico (vitamina C) foi o que se associou mais negativamente com a

maioria dos cânceres, e o selênio com os cânceres do esôfago e do estômago. Verificou-se que o betacaroteno possui um efeito protetor independente do retinol, particularmente no câncer do estômago.

Nossos Olhos Vulneráveis

Os radicais livres podem danificar os nossos olhos especialmente através das cataratas, que promovem opacificação do cristalino. S. D. Varma, do Departamento de Oftalmologia da Faculdade de Medicina da Universidade de Maryland em Baltimore, abordou o problema e uma possível solução da seguinte maneira, em 1991, no *American Journal of Clinical Nutrition*:

> Os estudos (...) indicam que o cristalino dos olhos sofre dano fisiológico quando exposto a um ambiente com espécies ativas de oxigênio, comumente chamadas de oxirradicais. Foram descritos vários modelos fotoquímicos e não-fotoquímicos. Os resultados indicam que a produção intraocular de oxigênio ativo pode representar um importante fator de risco para a patogênese da catarata senil. O efeito cataratogênico dos oxirradicais, no entanto, pode ser contornado por antioxidantes nutricionais e metabólicos, como o ascorbato (vitamina C), vitamina E e piruvato. Desta forma, estes agentes podem ter utilidade para a profilaxia ou tratamento contra as cataratas.

Corroborando os achados de Varma, James Robertson e colegas publicaram a seguinte pesquisa no *American Journal of Clinical Nutrition,* em 1991:

> Um estudo epidemiológico recente notou que os pacientes com catarata exibiam maior tendência para níveis séricos menores de vitamina C, vitamina E ou carotenóides do que indivíduos sob controle. Esta pesquisa, que fez uma comparação entre o consumo de suplementos vitamínicos por 175 pacientes com catarata e 175 pacientes sem catarata, comparados isoladamente, revelou que este último grupo utilizava uma quantidade significativamente maior de vitaminas C e E (...) Visto que os seus resultados sugerem uma redução no risco de cataratas de pelo menos 50%,

fica justificada a realização de um estudo aleatório e controlado acerca da suplementação de vitaminas na prevenção de cataratas.

O Envolvimento dos Radicais Livres em Outras Doenças e a Resposta Antioxidante

Os radicais livres já foram implicados em mais de 50 doenças. Eles são considerados em áreas importantes, como os problemas cardiovasculares, vários cânceres e cataratas. Aqui estão algumas das possíveis fontes de problemas com os radicais livres e as possíveis respostas antioxidantes.

Doença de Parkinson

Stanley Fahn, do Departamento de Neurologia da Faculdade de Medicina e Cirurgia da Universidade de Colúmbia, e do Instituto de Neurologia de Nova York, Hospital Presbiteriano, Nova York, publicou o seu estudo em 1991.

Neste estudo foram administradas doses elevadas de tocoferol (vitamina E) e ascorbato (vitamina C) em pacientes com doença de Parkinson em fase inicial. O tratamento básico final foi a administração de Levodopa aos pacientes, um medicamento utilizado para controlar a doença de Parkinson. No estudo, ele comparou o tempo necessário para iniciar o uso de Levodopa em pacientes que estavam tomando antioxidantes com o tempo em que isto ocorria nos pacientes que não estavam tomando vitaminas.

Sua conclusão: "O tempo necessário para se iniciar o tratamento com o Levodopa se estendeu por 2 anos e meio no grupo que estava tomando antioxidantes. Os resultados deste estudo piloto sugerem que a evolução da doença de Parkinson pode ser retardada com a administração destes antioxidantes."

Embora até o momento outros estudos não tenham confirmado os achados preliminares de Fahn, os seus resultados certamente justificam pesquisas futuras acerca da possível conexão entre os antioxidantes e a doença de Parkinson.

Câncer Oral

Na Universidade do Arizona e no Centro Médico da Administração dos Veteranos, em Tucson, o pesquisador Harinder S. Garewal publicou o seguinte, em 1991, no *American Journal of Clinical Nutrition*: "Os dados atuais sugerem que os retinóides e os carotenóides podem ser eficazes na reversão de um possível 'campo de cancerização' no epitélio com risco de câncer oral."

Ele concluiu que pela falta de toxicidade e efeitos colaterais, "o betacaroteno é um agente bastante atraente para a quimioprevenção. Ele suprime os micronúcleos em células esfoliadas da mucosa oral nos indivíduos com risco de câncer oral, e recentemente verificou-se que é ativo para reverter a leucoplasia." (A leucoplasia é uma placa esbranquiçada na mucosa oral que não pode ser removida, mas também não é diagnosticada como uma doença específica — embora possa ser um precursor do câncer de pele.)

Em um estudo recente feito por Hans Stich e outros pesquisadores na Unidade de Carcinogênese Ambiental, Centro de Pesquisa Oncológica da Colúmbia Britânica, Vancouver, BC, Canadá, administrou-se betacaroteno e vitamina A a indivíduos que mascavam tabaco e apresentavam leucoplasia. O betacaroteno produziu remissão da leucoplasia em quase 15% dos indivíduos.

Além disso, os pesquisadores descobriram que o "efeito protetor do tratamento original podia ser mantido por pelo menos mais oito meses com a administração de doses baixas de vitamina A ou betacaroteno", de acordo com um trabalho publicado em 1991 no *American Journal of Clinical Nutrition.*

Hemorragia Cerebral em Recém-Nascidos Prematuros

O pesquisador Malcolm Chiswick e seus colegas da Unidade Médica Neonatal e do Departamento de Radiologia do North Western Regional Perinatal Center, Saint Mary's Hospital, Manchester, Reino Unido, administraram vitamina E a recém-nascidos prematuros, com menos de 36 semanas de gestação.

Um elevado percentual de recém-nascidos nesta categoria apresenta hemorragia nos ventrículos laterais do cérebro. Com a administração de vitamina E, porém, houve em uma incidência significativamente menor de hemorragia intraventricular, em contraste com o grupo de controle.

Os pesquisadores concluíram no *American Journal of Clinical Nutrition*, em 1991, que "a vitamina E protege contra a hemorragia intraventricular em recém-nascidos prematuros.

Arritmias da Reperfusão Após Cirurgia com Desvio Cardiopulmonar

Na hipótese do músculo cardíaco ficar privado de sangue e oxigênio durante a cirurgia com circulação extracorpórea, pode haver, em alguns casos, irregularidade cardíaca fatal quando se efetua uma restauração rápida da circulação no final da cirurgia. Estudos onde o sangue transfundido durante a cirurgia foi enriquecido com vitamina E mostraram uma redução acentuada na freqüência das irregularidades do ritmo associadas à reperfusão. É provável que este efeito benéfico seja o resultado da vitamina E se opondo à lesão dos radicais livres que é responsável pelos distúrbios graves do ritmo.

Obviamente, alguns destes estudos, como os que trataram da doença de Parkinson e das cataratas, são preliminares, e ainda é preciso pesquisa adicional para descobrir com exatidão como o tratamento antioxidante pode ser utilizado para combater a lesão causada pelos radicais livres. Contudo, muitos dos achados, incluindo aqueles relacionados à doença cardiovascular e vários tipos de câncer, não podem simplesmente ser ignorados pelos médicos e seus pacientes. É praticamente certo que os estudos futuros irão confirmar muitos dos benefícios dos antioxidantes que se encontram agora em uma condição bastante preliminar de compreensão.

Por enquanto, estou convencido que não pode haver erro em se abraçar um programa antioxidante sério. De fato, são bastante boas as probabilidades de que você reforce as suas defesas antioxidantes e obtenha maior proteção contra muitos problemas de saúde do que podemos imaginar nesta fase inicial do estudo científico.

APÊNDICE

3

Benefícios dos Exercícios nas Faixas Superiores do Programa de Aptidão

Muitas pessoas que iniciam um programa de exercícios não demoram a ficar insatisfeitas com o pequeno grau de atividade e passam a aumentar a intensidade de seu trabalho. Além disso, a American Heart Association, o Surgeon General dos Estados Unidos, e outras autoridades da área de saúde têm encorajado uma aptidão aeróbica que supere os 15 pontos semanais do programa de baixa intensidade apresentado neste livro.

Quais os motivos para aumentar o grau de atividade? Uma das razões é que os estudos experimentais demonstraram que quando se alcança um grau mais elevado de aptidão, é possível obter vantagens adicionais, como as seguintes:

- Melhora no perfil lipídico sangüíneo, com aumento do colesterol HDL "bom" e redução da relação entre o colesterol total e o colesterol HDL. Quanto melhor a aptidão aeróbica, maiores os níveis de colesterol HDL.
- Redução da pressão arterial em pessoas com hipertensão leve. Um nível de aptidão mais elevado também é capaz de protegê-lo contra a pressão alta.

- Quanto mais você pratica exercícios, maior o número de calorias queimadas com maior perda de gordura corporal. Os exercícios se tornaram um ingrediente importante na maioria dos programas de emagrecimento.
- Os níveis mais avançados de resistência ajudam a controlar qualquer tendência para o diabetes do adulto.
- Proteção contra a osteoporose, ou diminuição na massa óssea com a idade. Quanto mais intenso o seu esquema de exercícios, menor a perda de massa óssea. A prática regular de exercícios também favorece a produção de osso novo.
- Aumento na sensação de bem-estar, incluindo uma proteção contra doenças mentais, como a depressão. Os exercícios de resistência atuam como o melhor tranqüilizante da natureza através da produção de endorfinas, neurotransmissores parecidos com a morfina, que produzem sensação de relaxamento.

Este último benefício — a melhora do bem-estar — talvez seja o motivo mais poderoso para fazer com que os indivíduos que praticam exercícios desejem cada vez mais uma coisa boa. Porém, não é necessário exagerar no seu programa de condicionamento, mesmo quando o objetivo é conseguir todos os resultados mencionados. Você pode manter o seu programa na faixa de baixa intensidade e ainda assim receber todos os benefícios.

Como Conseguir Todas as Vantagens dos Exercícios

Qual a quantidade exata de exercícios que é necessária realizar para obter estes benefícios? Conforme a contagem de pontos de aptidão descrita no Capítulo 4, são necessários apenas 35 pontos por semana, utilizando-se um dos programas descritos no final daquele capítulo. Este grau de atividade se traduz nos seguintes programas específicos de exercícios:

- Você pode correr 3.200 metros em menos de 20 minutos, quatro vezes por semana. Isto equivale a 36 pontos.
- Você pode caminhar 4.800 metros em menos de 45 minutos, cinco vezes por semana. Isto é igual a 40 pontos.
- Você pode praticar dança aeróbica ou outros exercícios contínuos acompanhados de música, durante 45 minutos, quatro vezes por semana. Isto dá um total de 36 pontos.

As possibilidades são ilimitadas, e você não precisa se preocupar com o número de pontos de aptidão que está conquistando, a menos que prefira esta abordagem. Basta seguir as instruções que o coloquem na categoria de "aptidão atlética" nas tabelas. Se você preferir permanecer na categoria inferior de "saúde e longevidade", ainda assim obterá muitos benefícios. Com qualquer abordagem, você irá aumentar ao máximo a sua segurança e a sua saúde trabalhando em um nível de baixa intensidade.

Uma observação pessoal: Descobri que a motivação para continuar o programa de exercícios é muito maior entre as pessoas que praticam exercícios na categoria "aptidão atlética" — ou seja, em um nível bastante acima dos 35 pontos semanais. Aparentemente, é necessário esta quantidade de gasto energético para ativar o fenômeno das endorfinas. Pode até mesmo surgir um efeito compulsivo e alguns sintomas de abstinência quando um programa rigoroso de exercícios é subitamente interrompido.

A maior parte das pessoas, entre as quais me incluo, pratica exercícios principalmente pelos seus benefícios psicológicos e não pelos efeitos para a saúde e a longevidade. São esses os benefícios que fornecem a motivação para manter o programa de exercícios em níveis avançados. Eu continuo somando 50 a 75 pontos por semana simplesmente por ser este o nível em que me sinto melhor! Ele reduz os sentimentos de depressão, aumenta a produtividade e fornece uma auto-imagem melhorada. Contudo, também requer doses maiores do coquetel antioxidante, a fim de combater o perigo da produção de radicais livres adicionais.

APÊNDICE

4

Os Antioxidantes nos seus Alimentos — do Produtor ao Supermercado

Grandes quantidades de antioxidantes, como a vitamina C, o betacaroteno e a vitamina E, podem ser perdidas durante a estocagem dos alimentos após a colheita ou durante o seu processamento comercial. Por outro lado, tomando medidas apropriadas, é possível preservar o conteúdo antioxidante em muitos alimentos.

Conforme mencionado no Capítulo 7, o seu controle sobre a preservação do valor nutricional do alimento é maior após tê-lo trazido para sua cozinha do que antes de comprá-lo no supermercado local. Mesmo assim, sabendo como os nutrientes são perdidos nas fases agricultural e comercial do processamento alimentar, você terá condições de escolher os itens com maior probabilidade de conter as quantidades máximas dos antioxidantes necessários.

Aqui estão alguns fatores que podem afetar o seu alimento em diferentes etapas do armazenamento e processamento, antes do produto chegar à sua cozinha ou à sua mesa. (A informação neste apêndice se baseia em uma variedade de fontes de pesquisa nutricional, incluindo os arquivos do Departamento de Nutrição da Clínica Cooper e a terceira edição do livro *Nutritional Evaluation of Food Processing*, de E. Karmas e R. Harris, editores [Nova York: Van Nostrand Reinhold, 1988].)

A Paisagem Agrícola: Colheita e Estocagem dos Alimentos

Por serem produtos biológicos, os alimentos colhidos são altamente perecíveis; a deterioração biológica, porém, pode ser temporariamente retardada ou bloqueada através do processamento comercial. Um dos principais motivos para o apodrecimento dos alimentos é a existência de água "ativa" nos tecidos de muitas plantas e animais. Este tipo de água ativa pode escapar facilmente, em contraste com a água "estrutural", que permanece selada nos alimentos. Os alimentos crus com uma grande quantidade de água ativa, como as folhas vegetais e as carnes, se deterioram em poucos dias. Os alimentos crus que contêm água estrutural (como as sementes secas) podem ser guardados por vários anos.

Após a colheita, para preservar os valores nutricionais de frutas e vegetais frescos, devem ser observadas condições excelentes de armazenamento com temperatura e umidade ideais. Nesse meio tempo, os armazéns podem ser utilizados para guardar mais de um produto, fazendo com que alguns alimentos fiquem expostos a condições nem sempre desejáveis. Conseqüentemente, eles podem perder grande parte de seu valor nutricional.

Da mesma forma, os caminhões refrigerados geralmente transportam cargas mistas, com uma só temperatura para todos os alimentos, embora alguns alimentos necessitem de um tratamento especial e individual. Similarmente, as centrais de abastecimento e os depósitos costumam manter todos os seus produtos em uma ou talvez duas temperaturas, em vez de selecionar a melhor temperatura para cada alimento.

Quais seriam o tempo e a temperatura recomendados para o armazenamento de alimentos após a colheita e qual a sua influência sobre o conteúdo antioxidante?

Vamos considerar as frutas cítricas. Elas geralmente são guardadas por 10 a 16 dias após a colheita em uma temperatura de 7 a 9°C. Nestas condições, as laranjas perdem apenas uma pequena quantidade do seu conteúdo de vitamina C. As tangerinas perdem cerca de 25% de sua vitamina C, mas essa perda cessa por até oito semanas se elas forem guardadas em uma temperatura de 0° C.

Nos vegetais, a vitamina C é facilmente desperdiçada nos itens que ficam expostos ao ar ou ao calor. Os métodos de resfriamento rápido (resfriamento a vácuo) permitem uma preservação mais longa para a maioria dos vegetais e menor perda de vitamina C.

O conteúdo e a maturidade das frutas que contêm vitamina C variam, dificultando as generalizações grosseiras. Contudo, como regra geral, o melhor é comer frutas e vegetais que não tenham murchado ou ficado evidentemente envelhecidos. Existem também alguns vegetais com um conteúdo de vitamina C mais estável do que outros. Por exemplo, os pimentões-doces, disponíveis durante todo o ano, estão em quarto lugar no que diz respeito ao conteúdo de vitamina C entre 40 ou mais frutas e vegetais com elevado teor de vitamina C. Após a distribuição e armazenamento em condições ideais durante duas a três semanas, o conteúdo total de vitamina C nos pimentões-doces varia relativamente pouco. A quantidade de betacaroteno aumenta bastante na maioria das frutas à medida que elas amadurecem.

Qual a Influência do Congelamento?

As frutas e os vegetais congelados podem na realidade reter *mais* vitamina C do que os produtos frescos, pois as perdas nos produtos não congelados ocorrem habitualmente durante o transporte e o manuseio. Mesmo assim, ocorrem perdas de vitamina C e betacaroteno durante o processamento comercial, devido a dois fatores: fervura durante o processo de congelamento e armazenamento prolongado.

Fervura

A fervura neutraliza as enzimas que degradam as vitaminas, incluindo a vitamina C e o betacaroteno. Em geral, se os alimentos forem congelados sem fervura, as perdas durante a estocagem congelada serão bem maiores. O melhor método de fervura envolve técnicas com vapor ou microondas, seguidas por um método de resfriamento que não envolva água.

Os diferentes métodos para embalar os alimentos também podem afetar a retenção de vitamina C durante o período em que estão no congelador, independentemente do processo de fervura. Em um estudo acerca de feijões-verdes e cenouras guardados por 24 a 40 semanas a uma temperatura de –1° C, a retenção de vitamina C foi maior nos produtos sem fervura embalados a vácuo do que nos produtos fervidos e embalados a vácuo. Este estudo indica que os métodos de retirar o oxigênio dos produtos congelados possuem efeitos benéficos importantes.

As perdas de vitamina C também podem ocorrer nas frutas quando se retira o caldo, e durante o processo de descongelamento. Assim, é importante utilizar ao máximo o caldo, ou suco, nos alimentos congelados.

Estocagem

É importante restringir o tempo durante o qual os alimentos ficam guardados após o descongelamento. O xarope de framboesa descongelado perde 15% de sua vitamina C após 24 horas a uma temperatura de 20° C. O xarope de pêra descongelado perde 10% de sua vitamina C após ser mantido duas horas à temperatura ambiente. A temperatura ideal para guardar os alimentos e reter ao máximo a vitamina C na maioria dos vegetais e frutas congelados é –18° C por até 12 meses.

Os concentrados de frutas cítricas perdem quantidades muito pequenas de vitamina C, provavelmente devido ao baixo pH (alcalinidade) e baixo conteúdo de oxigênio destes produtos. Algumas frutas são reforçadas com vitamina C antes do congelamento, retardando o escurecimento do alimento causado pelas enzimas. Um estudo mostrou que após 8 meses a –18° C, havia retenção de 80% da vitamina C acrescentada.

Para concluir, apresentamos um resumo da influência sobre os antioxidantes de cada etapa do processo de congelamento:

- Pré-congelamento: Com os vegetais, 10% a 44% da vitamina C escapam para a água durante a fervura. Com as frutas, a perda de vitamina C será pequena, se o alimento for manuseado de forma apropriada.

- Congelamento: Com frutas e vegetais, a perda de vitamina C é pequena.
- No congelador (12 meses a –1° C): Com os vegetais, 10% a 44% da vitamina C, e 4% a 20% do betacaroteno podem ser perdidos. As perdas são maiores nos produtos não fervidos. Com as frutas, 10% a 30% de vitamina C podem ser perdidos, exceto nos concentrados de sucos cítricos, onde as perdas são mínimas.
- Processo completo de congelamento (pré-congelamento, congelamento e armazenamento por 6 a 12 meses a –1° C): Com os vegetais, haverá uma perda média de 45% do conteúdo original de vitamina C. As perdas de betacaroteno vão de 4% a 20%. Com as frutas, a perda de vitamina C é inferior a 30%, com exceção dos concentrados de sucos cítricos, que exibem uma perda deste nutriente inferior a 5%.
- Cozimento dos alimentos congelados: Com os vegetais, ocorre uma perda de 30% de vitamina C, e de 5% do betacaroteno. O cozimento não se aplica às frutas.

E os Enlatados?

Quando os vegetais são enlatados, as perdas de vitamina C variam de 26% a 75% da quantidade original de vitamina. O menor percentual de perda ocorre com o tomate e o maior, com a cenoura.

Para garantir uma perda de vitamina C e betacaroteno inferior a 10%, a temperatura de armazenamento dos produtos enlatados durante um período de 12 meses deve ser de 20° C.

Se você prestar atenção, encontrará algumas descrições das técnicas de acondicionamento nos rótulos dos alimentos ou na literatura distribuída pelo fabricante. Verifique os seguintes pontos:

- No leite em pó, a secagem por evaporação produz menor perda de vitamina C do que o rolamento. Quando guardado apropriadamente, a perda de vitamina C pode ser de apenas 10% após dois anos.
- A vitamina C e a vitamina A, acrescentadas aos cereais para proteger a superfície do alimento, podem ser perdidas através da

oxidação (que ocorre após a exposição ao ar). A presença destes dois nutrientes juntos, no entanto, aumenta a sua estabilidade. Além disso, as embalagens a vácuo ajudam a impedir a oxidação.

A vitamina C pode ser perdida no processo de dessecamento das fatias da maçã nas seguintes quantidades: 8% durante o fatiamento; 62% durante a fervura; e 5% durante a secagem em cilindro.

- Não ocorre perda de vitamina C durante o dessecamento a vácuo do concentrado de tomate.
- O dessecamento a frio pode produzir as seguintes perdas de betacaroteno: 13% na cenoura dessecada a frio; e 4% no suco de laranja dessecado a frio.
- Não existe menção de perdas de vitamina E durante o dessecamento.
- A vitamina A é acrescentada ao leite desnatado, o mesmo não ocorrendo com o alfa-tocoferol (vitamina E). Experimentalmente, são acrescentadas formas hidrossolúveis de vitamina E ao leite desnatado e ao leite em pó desnatado em quantidades de até 150 UI por litro. Os pesquisadores notaram uma estabilidade de 100% (nenhuma perda nutricional) da vitamina E durante qautro semanas na forma líquida e por um ano na forma sólida.

APÊNDICE

5

Resumo das Fontes, Recomendações e Efeitos dos Antioxidantes

Antioxidante	*Fonte Alimentar Primária*	*Recomendação diária de Cooper**
Vitamina C (ácido ascórbico)	Acerola, papaia, laranja, cantalupo, brócolis, couve-flor-bruxelas, toranja, morango, *kiwi*, couve-flor	500-3.000mg*
Vitamina E (d-alfa-tocoferol)	Germe de trigo, amêndoa, avelã, maionese, óleo de milho, óleo de girassol, gema de ovo, manteiga	200-1.200 UI ou mg (1 UI = 1mg)*
Betacaroteno (carotenóide)	Vegetais e frutas verde-escuros e alaranjados: cenoura, batata-doce, tomate, espinafre, noz branca, cantalupo, manga, papaia, damasco, brócolis	10.000-50.000 UI (6-30mg)*
Vitamina A	Leite, ovos, fígado, queijo, óleo de peixe, manteiga	Os Suplementos não são recomendados. Usar apenas Betacaroteno.

Selênio	Frutos do mar, rim, fígado, grãos e sementes cultivados em solo rico em selênio	50-100mg* (opcional)
Coenzima Q-10	Peixes, nozes, carnes magras, gorduras, poliinsaturadas (a coenzima Q-10 também é produzida no organismo)	Não recomendada
Probucol (Locelco)	Receita médica	Não recomendada

*Consulte a pág. 140 no texto para obter recomendações específicas do suplemento conforme idade, sexo e grau de atividade física.

Antioxidante	*DDR*	*Efeitos Benéficos Conhecidos e Possíveis*
Vitamina C (ácido ascórbico)	30mg (adultos) 60mg (fumantes) 45mg (crianças)	Promove a cicatrização das feridas, crescimento e reparo dos tecidos. Ajuda na utilização do ferro. Combate os efeitos dos radicais livres. Intensifica o efeito da Vitamina E. Reduz o risco de alguns tipos de câncer, especialmente do estômago e também da laringe, cavidade oral e pâncreas. Diminui o risco de cataratas, e pode aumentar a imunidade contra doenças infecciosas, reduzir o colesterol total e aumentar HDL "bom".
Vitamina E (d-alfa tocoferol)	12 UI (mulheres) 15 UI (homens) 7 UI (crianças)	Potente antioxidante, combate os efeitos dos radicais livres. É um anticoagulante. Importante para a formação de células sangüíneas. Ajuda na utilização da vitamina K. Reduz o risco de alguns tipos de câncer. Importantes benefícios na proteção contra a coronariopatia e aumento da imunidade. Reduz o risco de catarata.
Betacaroteno (carotenóide)	Não existe DDR, porém as autoridades presumem que metade de vitamina A seja proveniente do betacaroteno.	Se transforma em vitamina A no corpo (à medida que esta vitamina se torna necessária). É um carotenóide precursor da vitamina A. Potente antioxidante, capaz de reduzir o risco de catarata, doenças cardíacas e vários tipos de câncer, particularmente o câncer pulmonar. Também protege contra o câncer de bexiga, do reto e melanoma.

Vitamina A	4.000 UI(mulheres) 5.000 UI(homens) 2.500 UI (crianças)	Ajuda a visão; necessária para manter saudáveis a pele, os dentes, os ossos e as membranas mucosas. Ajuda no crescimento e reparo dos tecidos. Como antioxidante, reduz o risco de câncer, particularmente o de pulmão. Pode aumentar a resistência às infecções.
Selênio	55mg (mulheres) 70mg (homens) 20mg (crianças)	Como elemento estrutural da enzima glutationa peroxidase, protege a glutationa (antioxidante intracelular) e atua junto com a vitamina C, vitamina E e betacaroteno contra peroxidação das membranas celulares. Pode reduzir o risco de câncer do estômago e do esôfago.
Coenzima Q-10	Sem DDR	Como antioxidante, pode ter um papel na prevenção de doenças cardíacas e da insuficência cardíaca congestiva. Ajuda a reciclar a vitamina E no organismo.
Probucol (Locelco)	Sem DDR	Um potente antioxidante que reduz o colesterol total e o colesterol LDL "ruim". Pode proteger contra o câncer, cataratas e coronariopatias.

Antioxidante	*Possíveis Efeitos Colaterais*
Vitamina C (ácido ascórbico)	Em doses superiores a 4.000mg por dia, pode causar diarréia, cálculos renais ou problemas hepáticos.
Vitamina E (d-alfa-tocoferol)	Pode aumentar os lipídios (gorduras) no sangue. Em doses acima de 3.200mg por dia, pode causar rachadura dos mamilos, diminuição dos níveis do hormônio tireoidiano, diarréia, dores de cabeça, aumento da pressão arterial, fadiga, visão embaçada ou hipoglicemia. Deve-se ter cautela quando se usam anticoagulantes concomitantemente.
Betacaroteno (carotenóide)	Apesar de ser um antioxidante atóxico, doses superiores a 30mg (50.000 UI) de betacaroteno por dia podem se acumular sob a pele e produzir uma pigmentação amarelada. Pode causar efeitos colaterais se tomado junto com álcool. As mulheres grávidas não devem tomar sem a aprovação do médico. Os fumantes devem ter cautela.
Vitamina A	Doses acima de 5.000-10.000 UI por dia estão associadas a efeitos tóxicos no fígado, visão embaçada, queda de cabelos, náusea, defeitos congênitos, aumento do baço e pele seca. Não deve ser tomada em doses superiores a 10.000 UI por dia sem consentimento médico.
Selênio	Hálito e suor com odor de alho. Doses elevadas estão associadas a queda de cabelos e outros efeitos tóxicos, como náuseas, vômitos, diarréia, neuropatia (doença do tecido nervoso); irritabilidade ou fadiga.
Coenzima Q-10	Não se tem notícia de efeitos colaterais nocivos, porém não está recomendada como um antioxidante de rotina.
Probucol (Locelco)	Reduz o colesterol HDL "bom". Efeitos a longo prazo desconhecidos.

APÊNDICE

6

Comitê para Nutrição com Responsabilidade: 13 de Abril de 1994

1300 19th Street, NW Suite 310
Washington, DC 20036-1609
Estados Unidos da América

Comunicado

O ESTUDO FINLANDÊS: RESULTADOS INTRIGANTES

Um novo estudo finlandês demonstra que a lesão provocada pelo fumo ao longo da vida não pode ser revertida por uma intervenção de última hora com nutrientes. O estudo acerca do efeito dos suplementos de vitamina E e betacaroteno em fumantes inveterados está no *The New England Journal of Medicine* desta semana. Neste estudo, foram administrados 50 mg de vitamina E, ou 20mg de betacaroteno, ou ambos os nutrientes, ou um placebo, durante um período de seis anos, em 29.000 homens. Os homens haviam fumado pelo menos um maço de cigarros por dia durante uma média de 36 anos. A maior parte deles continuava fumando muito; eles não foram encorajados a adotar qualquer outro hábito salutar além do uso de suplementos.

"Não existe nenhum substituto para os hábitos salutares durante toda a vida, incluindo não fumar. Os cientistas jamais sugeriram que os nutrientes antioxidantes consigam compensar os problemas causados pelo comportamento de alto risco", afirmou Annette Dickinson, Ph.D., diretora de Assuntos Científicos e Regulamentos do Comitê Para Nutrição com Responsabilidade.

O estudo não encontrou nenhum efeito da suplementação da vitamina E sobre o câncer pulmonar nestes homens, e detectou um possível efeito negativo dos suplementos de betacaroteno. Os 14.000 homens que tomaram betacaroteno apresentaram 72 casos a mais de câncer pulmonar do que os 14.000 homens que não tomaram (474 casos *versus* 402 casos). Será que esta diferença ocorreu por acaso?

Alguns autores acreditam que a sorte é uma possível explicação: "Não conhecemos outros dados até o momento (...) que indiquem efeitos nocivos do betacaroteno, embora existam dados indicando benefícios. Além disso, não existem mecanismos conhecidos ou descritos de efeitos tóxicos do betacaroteno, nenhum dado proveniente de estudos em animais sugere toxicidade do betacaroteno, e não existem evidências de efeitos tóxicos sérios desta substância em seres humanos. À luz de todos os dados disponíveis, um efeito adverso do betacaroteno parece pouco provável; por isso, apesar do seu significado estatístico formal, este achado pode ter sido fruto do acaso."

Os autores fornecem dados acerca de outros cânceres e outras condições patológicas, porém não indicam se as diferenças existentes são importantes. Por exemplo, os 14.000 homens que tomaram vitamina E apresentaram 52 casos a menos de câncer da próstata e 13 casos a menos de câncer colo-retal do que os homens que não receberam vitamina E. Estes apresentaram 22 casos a mais de acidente vascular cerebral hemorrágico, mas 11 casos a menos de derrame isquêmico. Será que estas diferenças são pura sorte — a variação esperada entre subgrupos, quando se estudam 29.000 homens ao longo de um período de seis anos — ou significam alguma coisa? Infelizmente, não podemos responder a estas perguntas, baseados nas informações fornecidas no artigo.

Análise Completa dos Dados Disponíveis

O estudo finlandês deve ser avaliado no contexto de todos os dados disponíveis. Existem abundantes evidências demonstrando que as pessoas que tomam quantidades generosas de nutrientes antioxidantes — vitamina E, carotenóide e vitamina C — apresentam um risco reduzido de numerosas doenças crônicas, incluindo vários tipos de câncer, doença cardiovascular e cataratas. Uma ingestão apropriada de antioxidante pode não apenas salvar vidas e reduzir o risco de doenças debilitantes, mas também exercer uma enorme influência sobre as despesas com a saúde. Uma análise econômica recente apresentada na conferência sugeriu que a economia anual com custos de hospitalização, só nos Estados Unidos, poderia chegar a quase nove bilhões de dólares.

Com base em todos os dados disponíveis, muitos médicos, nutricionistas e especialistas em saúde pública acreditam que faz sentido aumentar a ingestão destes nutrientes e utilizar suplementos destes nutrientes de forma racional.

Nenhuma Evidência de Efeitos Adversos dos Antioxidantes em Estudos Americanos

Grandes estudos clínicos e epidemiológicos nos Estados Unidos, envolvendo mais de 140.000 indivíduos, não revelaram efeitos adversos dos nutrientes antioxidantes. Não houve menção de problemas no Estudo da Saúde dos Médicos, onde mais de 20.000 médicos americanos tomaram 50mg de betacaroteno em dias alternados por mais de dez anos. De fato, em um subgrupo destes médicos que apresentou cardiopatia, verificou-se que o betacaroteno reduzia o risco de eventos coronarianos em mais de 40%. Os resultados relacionados ao câncer neste estudo ainda não foram publicados. No estudo dos médicos, como em todos os estudos com intervenção, os efeitos benéficos, bem como os possíveis efeitos adversos, são monitorados de forma regular e rotineira. Em estudos epidemiológicos de Harvard, com mais de 80.000 enfermeiras e cerca de 40.000 profissionais da saúde do sexo masculino, a utilização de suplementos de vitamina E se associou a uma diminuição de 40% no risco de cardiopatias, e uma ingestão generosa de betacaroteno também conferiu proteção significativa, especialmente em fumantes. Em vários estudos, verificou-se que o betacaroteno ajudou a prevenir e até mesmo a tratar lesões pré-cancerosas na cavidade oral.

Os Níveis de Vitamina E Podem Ter Sido Muito Baixos

O estudo finlandês utilizou apenas doses modestas de vitamina E (50mg por dia). Em contraste, outros estudos patrocinados pelo Instituto Nacional do Câncer estão utilizando doses de vitamina E até doze vezes maiores. Além disso, os dois estudos epidemiológicos de Harvard mencionados demonstraram um efeito protetor dos suplementos de vitamina E contra o risco de cardiopatia apenas nos indivíduos que tomaram 100 UI por dia durante pelo menos dois anos.

O Paradigma da Prevenção versus Tratamento Medicamentoso

O novo paradigma na promoção da saúde é a prevenção de doenças crônicas através de hábitos salutares por toda a vida, incluindo uma melhor alimentação. Causa preocupação o fato de este paradigma estar sendo testado em vários estudos através de um modelo com utilização de medicamentos. O câncer possui um longo período de latência e estima-se que o intervalo entre o início do câncer pulmonar e o seu diagnóstico final varie entre oito a vinte anos. Os estudos da suplementação com nutrientes individuais em populações de alto risco em fases avançadas do processo patológico podem não representar testes reais do potencial preventivo da utilização prolongada destes nutrientes, junto com outros hábitos salutares. Esta questão requer estudos adicionais.

Referências Bibliográficas

As referências a seguir estão agrupadas de acordo com os capítulos do livro para os quais serviram de bibliografia. Existem indicações nos apêndices alusivas às referências mencionadas. No caso de ter sido feita uma breve citação acerca de um achado, uma publicação ou uma citação no texto, os leitores que desejarem uma bibliografia mais completa irão encontrá-la nesta seção.

Capítulo Um: A Revolução Antioxidante

American Journal of Clinical Nutrition, suplemento do vol. 53, No. 1, janeiro de 1991, pp. 189S-396S. Os seguintes artigos neste suplemento serviram de base para todo o texto e estão enumerados de acordo com a sua ordem ou aparecimento no suplemento.

1. Formação de radicais livres e lesão tissular: sistemas de defesa antioxidantes.

Diplock, A.T., "Antioxidant nutrients and disease prevention: an overview."

Di Mascio, P., Murphy, M.E., e Sies, H., "Antioxidant defense systems: the role of carotenoids, tocopherols, and thiols."

Niki, E., Yamamoto, Y., Komuro, E. e Sato, K., "Membrane damage due to lipid oxidation."

Luc, G. e Fruchart, J.C., "Oxidation of lipoproteins and atherosclerosis."

Yoshikawa, T., Yasuda, M., Ueda, S., Naito, Y., Tanigawa, T., Oyamada, H. e Kondo, M., "Vitamin E in gastric mucosal injury induced by ischemia reperfusion."

Ferrari, R., Ceconi, C., Curello, S., Cargnoni, A., Pasini, E., De Guili, F. e Altertini, A., "Role of oxygen free radicals in ischaemic and reperfused myocardium."

2. Vitaminas antioxidantes e betacaroteno na prevenção do câncer.

Tubiana, M., "Human carcinogenesis — introductory remarks."

Weisburger, J.H., "Nutritional approach to cancer prevention with emphasis on vitamins, antioxidants, and carotenoids."

Krinsky, N.I., "Effects of carotenoids in cellular and animal systems."

Tannenbaum, S.R., Wishnok, J.S. e Leaf, C.D., "Inhibition of nitrisamine formation by ascorbic acid."

Ziegler, R.G., "Vegetables, fruits, and carotenoids and the risk of cancer."

Comstock, G.W., Helzisouer, K. J. e Bush, T.L., "Prediagnostic serum levels of carotenoids and vitamin E as related to subsequent cancer in Washington County, Maryland."

Stahelin, H.B., Gey, K.F., Eichholzer, M. e Ludin, E., "Beta-carotene and cancer prevention: the Basel Study."

Block, G., "Vitamin C and cancer prevention: the epidemiologic evidence."

Knekt, P., Aromaa, A., Maatela, J., Aaran, R.K., Nikkari, T., Hakama, M., Hakulinen, T., Peto, R. e Teppo, L., "Vitamin E and cancer prevention."

Schorah, C.J., Sobala, G.M., Sanderson, M., Collis, N. e Primrose, J.N., "Gastric juice ascorbic acid: effects of disease and implications for gastric carcinogenesis."

Garewal, H.S., "Potential role of beta-carotene in prevention of oral cancer."

Stich, H.F., Matthew, B., Sankaranarayanaaan, R. e Krishnan Nair, M., "Remission of precancerous lesions in the oral cavity of tobacco chewers and maintenance of the protective effect of beta-carotene or vitamin A."

Malone, W.F., "Studies evaluating antioxidants and beta-carotene as chemopreventives."

3. Prevenção da doença cardiovascular.

Esterbauer, H., Dieber-Rotheneder, M., Striegl, G. e Waeg, G., "Role of vitamin E in preventing the oxidation of low-density lipoprotein."

Trout, D.L., "Vitamin C and cardiovascular risk factors."

Gey, K.F., Puska, Jordan, P. e Moser, U.K., "Inverse correlation between plasma vitamin E and morality from ischemic heart disease in cross-cultural epidemiology."

4. Prevenção das cataratas.

Varma, S.D., "Scientific basis for medical therapy of cataracts by antioxidants."

Robertson, J. McD., Donner, A.P. e Trevithick, J.R., "A possible role for vitamins C and E in cataract prevention."

Jacques, P.F. e Chylack, L.T. Jr., "Epidemiologic evidence of a role for the antioxidant vitamins and carotenoids in cataract prevention."

5. Vitaminas antioxidantes e betacaroteno: seu papel no futuro.

Block, G., "Dietary guidelines and the results of food consumption surveys."

Anderson, R., "Assessment of the roles of vitamin C, vitamin E, and beta-carotene in the modulation of oxidant stress mediated by cigarette smoke-activated phagocytes."

Merry, P., Grootveld, M., Lunec, J. e Blake, D.R., "Oxidative damage to lipids within the inflamed human joint provides evidence of radical-mediated hypoxic reperfusion injury."

Chiswick, M., Gladman, G., Sinha, S., Toner, N. e Davies, J., "Vitamin E supplementation and periventricular hemorrhage in the newborn."

Cutler, R.G., "Antioxidants and aging."

Fahn, S., "An open trial of high-dosage antioxidants in early Parkinson's disease."

Schmidt, K., "Antioxidant vitamins and beta-carotene: effects on immunocompetence."

Singh, V.N. e Gaby, S.K., "Premalignant lesions: role of antioxidant vitamins and beta-carotene in risk reduction and prevention of malignant transformation."

Pryor, W.A., "The antioxidant nutrients and disease prevention — what do we know and what do we need to find out?"

Slater, T.F., "Concluding remarks."

Angier, Natalie, "Free radicals: the price we pay for breathing", *The New York Times Magazine*, 25 de abril de 1993, p. 62 e seguintes.

Bast *et al.*, "Oxidants and antioxidants: state of the art", *The American Journal of Medicine*, 30 de setembro de 1991, vol. 91, suplemento 3C, p. 3C-2S e seguintes.

Crystal, Ronald G., "Introduction", *The American Journal of Medicine*, 30 de setembro de 1991, vol. 91, suplemento 3C, p. 3C-1S.

Crystal, Ronald G., "Summary", *The American Journal of Medicine*, 30 de setembro de 1991, vol. 91, suplemento 3C, p. 3C-145S.

Jenkins, R.R. *et al.*, "Influence of exercise on clearance of oxidant stress products and loosely bound iron", *Medicine and Science in Sports and Exercise*, 1993, vol. 25, nº 2, pp. 213-217.

Packer, Lester, "Protective role of vitamin E in biological systems", *American Journal of Clinical Nutrition*, 1991, vol. 53, pp. 1050S-5S.

Scandalios, John G., "Molecular biology of free radical scavengıng systems", *Free Radical Biology & Medicine*, 1993, vol. 14, p. 227.

Sies, Helmut, "Antioxidant functions of vitamins — vitamins E and C, beta-carotene, and other carotenoids", *Nutrition Today*, julho/agosto de 1990, p. 7 e seguintes.

Sies, Helmut, "Oxidative Stress: from basic research to clinical application", *The American Journal of Medicine*, 30 de setembro de 1991, vol. 91, suplemento 3C, p. 3C-31S e seguintes.

Stipp, David, "Heart-attack study adds to the cautions about iron in the diet", *The Wall Street Journal*, 8 de setembro de 1992, p.1.

"Vitamin E for a Healthy Heart", *Newsweek*, 31 de maio de 1993, p. 62.

Ward, Peter A., "Mechanisms of endothelial cell killing by H202 or products of activated neutrophils", *The American Journal of Medicine*, 30 de setembro de 1991, vol. 91, suplemento 3C., p. 3C-89S e seguintes.

Capítulo Dois: Desmascarando a Ameaça dos Radicais Livres: As Últimas Novidades da Medicina

Abrams, Jonathan, "Interactions between organic nitrates and thiol group", *The American Journal of Medicine*, 30 de setembro de 1991, vol. 91, suplemento 3C, p. 3C-106S e seguintes.

Ambrosio, Guiseppe *et al.*, "Myocardial reperfusion injury: mechanisms and management — a review," *The American Journal of Medicine*, 30 de setembro de 1991, vol. 91, suplemento 3C, p. 3C-86S e seguintes. *American Journal of Clinical Nutrition*, suplemento do vol. 53, nº 1, janeiro de 1991, pp. 189S-396S. Os seguintes artigos neste suplemento serviram de base para o texto, e estão enumerados de acordo com a sua ordem ou aparecimento no suplemento.

1. Formação de radicais livres e lesão tissular: sistemas de defesa antioxidantes.

Diplock, A.T., "Antioxidant nutrients and disease prevention: an overview."

Di Mascio, P., Murphy, M.E. e Sies, H., "Antioxidant defense systems: the role of carotenoids, tocopherols, and thiols."

Niki, E., Yamamoto, Y., Komuro, E. e Sato, K., "Membrane damage due to lipid oxidation."

Luc, G. e Fruchart, J.C., "Oxidation of lipoproteins and atherosclerosis."

Yoshikawa, T., Yasuda, M., Ueda, S., Naito, Y., Tanigawa T., Oyamada, H. e Kondo, M., "Vitamin E in gastric mucosal injury induced by ischemia-reperfusion."

Ferrari, R., Ceconi, C., Curello, S., Cargnoni, A., Pasini, E., De Guili, F. e Altertini, A., "Role of oxygen free radicals in ischemic and reperfused myocardium."

2. Vitaminas antioxidantes e betacaroteno na prevenção do câncer.

Tubiana, M., "Human carcinogenesis — introductory remarks."

Weisburger, J.H., "Nutritional approach to cancer prevention with emphasis on vitamins, antioxidants and carotenoids."

Krinsky, N.I., "Effects of carotenoids in cellular and animal systems."

Tannenbaum, S.R., Wishnok, J.S. e Leaf, C.D., "Inhibition of nitrisamine formation by ascorbic acid."

Ziegler, R.G., "Vegetables, fruits, and carotenoids and the risk of cancer."

Comstock, G.W., Helzisouer, K.J. e Bush, T.L., "Prediagnostic serum levels of carotenoids and vitamin E as related to subsequent cancer in Washington County Maryland."

Stahclin, H.B., Gey, K.F., Eichholzer, M. e Ludin, E., "Beta-carotene and cancer prevention: the Basel Study."

Block, G., "Vitamin C and cancer prevention: the epidemiologic evidence."

Knekt, P., Aromaa, A., Maatela, J., Aaran, R.K., Nikkari, T., Hakama, M., Hakulinen, T., Peto, R. e Teppo, L., "Vitamin E and cancer prevention."

Schorah, C.J., Sobala, G.M., Sanderson, M., Collis, N. e Primrose, J.N., "Gastric juice ascorbic acid: effects of disease and implications for gastric carcinogenesis."

Garewal, H.S., "Potential role of beta-carotene in prevention of oral cancer."

Stich, H.F., Matthew, B., Sankaranarayanaaan, R. e Krishnan Nair, M., "Remission of precancerous lesions in the oral cavity of tobacco chewers and maintenance of the protective effect of beta-carotene or vitamin A."

Malone, W.F., "Studies evaluating antioxidants and beta-carotene as chemopreventives."

3. Prevenção da doença cardiovascular.

Esterbauer, H., Dieber-Rotheneder, M., Striegl, G. e Waeg, G., "Role of vitamin E in preventing the oxidation of low-density lipoprotein."

Trout, D.L., "Vitamin C and cardiovascular risk factors."

Gey, K.F., Puska, P., Jordan, P. e Moser, U.K., "Inverse correlation between plasma vitamin E and mortality from ischemic heart disease in cross-cultural epidemiology."

4. Prevenção das cataratas.

Varma, S.D., "Scientific basis for medical therapy of cataracts by antioxidants."

Robertson, J. McD., Donner, A.P. e Trevithick, J.R., "A possible role for vitamins C and E in cataract prevention."

Jacques, P.F. e Chylack, L.T. Jr., "Epidemiologic evidence of a role for the antioxidant vitamins and carotenoids in cataract prevention."

5. Vitaminas antioxidantes e betacaroteno: seu papel no futuro.

Block, G., "Dietary guidelines and the results of food consumption surveys."

Anderson, R., "Assessment of the roles of vitamin C, vitamin E, and beta-carotene in the modulation of oxidant stress mediated by cigarette smoke-activated phagocytes."

Merry, P., Grootveld, M., Lunec, J. e Blake, D.R., "Oxidative damage to lipids within the inflamed human joint provides evidence of radical-mediated hypoxic reperfusion injury."

Chiswick, M., Gladman, G., Sinha, S., Toner, N. e Davies, J., "Vitamin E supplementation and periventricular hemorrhage in the newborn."

Cutler, R.G., "Antioxidants and aging."

Fahn, S., "An open trial of high-dosage antioxidants in early Parkinson's disease."

Schmidt, K., "Antioxidant vitamins and beta-carotene: effects on immunocompetence."

Singh, V.N. e Gaby, S.K., "Premalignant lesions: role of antioxidant vitamins and beta-carotene in risk reduction and prevention of malignant transformation."

Pryor, W.A., "The antioxidant nutrients and disease prevention — what do we know and what do we need to find out?"

Slater, T.F., "Concluding remarks."

Angier, Natalie, "Free radicals: the price we pay for breathing", *The New York Times Magazine*, 25 de abril de 1993, p. 62 e seguintes.

Bolton-Smith, C. *et al.*, "The Scottish heart health study. Dietary intake by food frequency questionnaire and odds ratios for coronary heart disease risk." II. "The antioxidant vitamins and fibre," *European Journal of Clinical Nutrition*, 1992, vol. 46, pp. 85-93.

Byers, Tim e Perry, Geraldine, "Dietary carotenes, vitamin C, and vitamin E as protective antioxidants in human cancers", *Annual Review of Nutrition*, 1992, vol. 12, pp. 139-59.

Byers *et al.*, "New directions: the diet-cancer link," *Patient Care*, 30 de novembro de 1990, p. 34 e seguintes.

Cacciuttolo, Marco A., *et al.*, "Hyperoxia induces DNA damage in mammalian cells," *Free Radical Biology & Medicine*, 1993, vol. 14, pp. 267-276.

Canfield, Louise M. *et al.*, "Carotenoids as cellular antioxidants", *Proceedings of the Society for Experimental Biology and Medicine*, 1992, vol. 200, p. 260 e seguintes.

Chen, J. *et al.*, "Antioxidant status and cancer mortality in China", *International Journal of Epidemiology*, 1992, vol. 21, nº 4, p. 625 e seguintes.

Cochrane, Charles G., "Cellular injury by oxidants", *The American Journal of Medicine,* 30 de setembro de 1991, vol. 91, suplemento 3C, p. 3C-23S e seguintes.

Comstock, George W. *et al.*, "Serum retinol, beta-carotene, vitamin E, and selenium as related to subsequent cancer of specific sites", *American Journal of Epidemiology*, 1992, vol. 135, nº 2, p. 115 e seguintes.

"The data support a role for antioxidants in reducing cancer risk", *Nutrition Reviews*, julho de 1992, vol. 50, nº 7, p. 207 e seguintes.

Edgington, Stephen M., "Chemokines in cardiovascular disease", *Bio/Technology*, junho de 1993, vol. 11, p. 676 e seguintes.

Esterbauer, Hermann *et al.*, "Effect of antioxidants on oxidative modification of LDL," *Annals of Medicine*, 1991, vol. 23, p . 573-581.

Esterbauer, Hermann *et al.*, "The role of lipid peroxidation and antioxidants in oxidative modification of LDL", *Free Radical Biology & Medicine*, 1992, vol. 13, pp. 341-390.

Ferrari, Roberto *et al.*, "Oxygen free radicals and myocardial damage: protective role of thiol-containing agents". *The American Journal of Medicine,* 30 de setembro de 1991, vol. 91, suplemento 3C, p. 3C-95S e seguintes.

Flaherty, Johyn T., "Myocardial injury mediated by oxygen free radicals", *The American Journal of Medicine*, 30 de setembro de 1991, vol. 91, suplemento 3C., p. 3C-79S e seguintes.

Flora, Silvio De *et al.*, "Antioxidant activity and other mechanisms of thiols involved in chemoprevention of mutation and cancer", *The American Journal of Medicine*, 30 de setembro de 1991, vol. 91, suplemento 3C, p. 3C-122S e seguintes.

Gaziano, J. Michael *et al.*, "Dietary antioxidants and cardiovascular disease", *Annals New York Academy of Sciences*, 1992, vol. 669, p. 249 e seguintes.

Halliwell, Barry e Gutteridge, John M.C., *Free Radicals in Biology and Medicine.* Oxford: Clarendon Press, 1985, pp. 1-66.

Halliwell, Barry, "Reactive oxygen species in living systems: source, biochemistry, and role in human disease", *The American Journal of Medicine,* 30 de setembro de 1991, vol. 91, suplemento 3C, p. 3LC-14S e seguintes.

Harris, William S., "The prevention of atherosclerosis with antioxidants", *Clinical Cardiology*, 1992, vol. 15, pp. 636-640.

Hearse, David J. *et al.*, "Prospects for antioxidant therapy in cardiovascular medicine", *The American Journal of Medicine*, 30 de setembro de 1991, vol. 91, suplemento 3C, p. 3C-118S e seguintes.

Horowitz, John D., "Thiol-containing agents in the management of unstable angina pectoris and acute myocardial infarction", *The American Journal of Medicine*, 30 de setembro de 1991, vol. 91, p. 3C-113S e seguintes.

Jaakkola, K. *et al.*, "Treatment with antioxidant and other nutrients in combination with chemotherapy and irradiation in patients with small-cell lung cancer", *Anticancer Research*, 1992, vol. 12, pp. 599-606.

Jenkins, R.R. *et al.*, "Introduction: oxidant stress, aging, and exercise", *Medicine and Science in Sports and Exercise: Official Journal of the American College of Sports Medicine,* 1993, vol. 25, nº 2, pp. 210-212.

Jialal, I. e Grundy, S.M., "Influence of antioxidant vitamins of LDL oxidation", *Annals New York Academy of Sciences*, p. 237.

Kanter, M.M. *et al.*, "Effects of exercise training on antioxidant enzymes and cariotoxicity of doxorubicin", *Journal of Applied Physiology*, 1985, vol. 59(4), pp. 1298-1303.

Krinsky, Norman I., "Mechanism of action of biological antioxidants", *Proceedings of the Society for Experimental Biology and Medicine*, 1992, vol. 200, p. 248 e seguintes.

Laranjinha, João A.N. *et al.*, "Lipid peroxidation and its inhibition in low density lipoproteins: quenching of cis-parinaric acid fluorescence", *Archives of Biochemistry and Biophysics*, 15 de agosto de 1992, vol. 297, nº 1, pp. 147-154.

Leary, Warren E., "Vitamins cut cancer deaths in large study in rural China", *The New York Times*, 15 de setembro de 1993, p. C13.

Liebman, Bonnie, "Antioxidants and cancer", *Nutrition Action Healthletter,* julho/agosto de 1992, p. 1 e seguintes.

MacNee, William *et al.*, "The effects of N-acetylcysteine and glutathione on smoke-induceα changes in lung phagocytes and epithelial cells", *The American Journal of Medicine*, 30 de setembro de 1991, vol. 91, suplemento 3C, p. 3C-6S e seguintes.

Martins, Elizabeth A.L., "Role of antioxidants in protecting cellular DNA from damage by oxidative stress", *Mutation Research*, 1991, vol. 250, pp. 95-101.

Mino, Makoto, "Clinical uses and abuses of vitamin E in children", *Proceedings of the Society for Experimental Biology and Medicine*, 1992, vol. 200, p. 266 e seguintes.

Prasad, Kailash *et al.*, "Oxygen free radicals and hypercholesterolemic atherosclerosis: effect of vitamin E", *American Heart Journal*, 1993, vol. 125, p. 958 e seguintes.

Riemersma, Rudolph A. *et al.*, "Plasma antioxidants and coronary heart disease: vitamins C and E and selenium", *European Journal of Clinical Nutrition*, 1990, vol. 44, pp. 143-150.

Rimm, Eric B., "Vitamin E consumption and the risk of coronary heart disease in men", *The New England Journal of Medicine*, 20 de maio de 1993, vol. 328, pp. 1450-6.

Stampfer, Meir J. *et al.*, "Vitamin E consumption and the risk of coronary disease in women", *The New England Journal of Medicine,* 20 de maio de 1993, vol. 328, pp. 1444-9.

Steinberg, Daniel *et al.*, "Antioxidants in the prevention of human atherosclerosis", Resumo das atas de uma oficina no Instituto Nacional do Coração, Pulmão e Sangue: 5-6 de setembro de 1991, Bethesda Maryland, EUA.

Stipp, David, "Studies showing benefits of antioxidants prove potent tonic for sales of vitamin E", *The Wall Street Journal*, 13 de abril de 1993, p. B1.

"A symposium: antioxidants and lipid metabolism", *The American Journal of Cardiology*, 25 de fevereiro de 1993, Gotto, Antonio M., editor.

As seguintes apresentações encontram-se incluídas:

"Introduction" por Antonio M. Gotto, Jr.

"Overview of current issues in management of dyslipidemia", por Antonio M. Gotto, Jr.

"A modern view of atherogenesis", by Colin J. Schwartz, *et al.*

"The role of lipids and antioxidative factors for development of atherosclerosis", por Goran Walldius *et al.*

"Femoral and coronary angiographic trials", por Linda Cashin-Hemphill.

"Glycation and oxidation: a role in the pathogenesis of atherosclerosis", por Timothy J. Lyons

"Implications for the present and direction for the future", por Michael H. Davidson.

"Discussion".

"Vitamins C & E wage war against atherosclerosis", *Nutrition & Health News*, Centro de Nutrição Humana, Centro Médico Sudoeste da Universidade do Texas em Dallas, outono de 1990, vol. VII, nº 3, p. 1.

Waldholz, Michael, "Evidence grows that nutrients prevent cancer", *The Wall Street Journal,* 15 de setembro de 1993, p. B1.

Yoshida, Lucia Satiky *et al.,* "Phosphatidylcholine peroxidation and liver cancer in mice fed a choline-deficient diet with ethionine", *Free Radical Biology & Medicine*, 1993, vol. 14, pp. 191-199.

Capítulo Três: Como Planejar suas Defesas Pessoais contra os Renegados Moleculares

Adams, James D., Jr. *et al.,* "Oxygen free radicals and Parkinson's disease", *Free Radical Biology & Medicine*, 1991, vol. 10, pp. 161-169.

Allegra, Luigi *et al.,* "Ozone-induced impairment of mucocilary transport and its prevention for N-Acetylcysteine", *The American Journal of Medicine*, 30 de setembro de 1991, vol. 91, suplemento 3C, p. 3C-67S e seguintes.

"Antioxidants and HIV infection", *Nutrition Reviews*, junho de 1992, vol. 50, nº 6, p. 180.

"Antioxidants: What are they? Can they help keep you healthy?" *Mayo Clinic Health Letter*, vol. 11, nº 8, agosto de 1993, p. 1 e seguintes.

Crystal, Ronald G., "Oxidants and respiratory tract epithelial injury: pathogenesis and strategies for therapeutic intervention", *The American Journal of Medicine*, 30 de setembro de 1991, vol. 91, suplemento 3C, p. 3C-39S e seguintes.

Droge, Wulf, "Modulation of lymphocyte functions and immune responses by cysteine and cysteine derivatives", *The American Journal of Medicine*, 30 de setembro de 1991, vol. 91, suplemento 3C, p. 3C-140S e seguintes.

"Finding may show the path of AIDS", *The New York Times*, 14 de novembro de 1993, p. 27A.

Flanagan, Robert J., "Use of Ne-acetylcysteine in clinical toxocology", *The American Journal of Medicine*, 30 de setembro de 1991, vol. 91, suplemento 3C, p. 3C-131S e seguintes.

Shoulson, Ira, "Antioxidative therapeutic strategies for Parkinson's disease". *Annals New York Academy of Sciences*, p. 37 e seguintes.

Taylor, Allen, "Role of nutrients in delaying cataracts". *Annals of New York Academy of Sciences,* p. 111 e seguintes.

Varma, Shambhu D., "Scientific basis for medical therapy of cataracts by antioxidants", *American Journal of Clinical Nutrition*, 1991, vol. 23, pp. 335S-45S.

Capítulo Quatro: Programa de Exercícios de Baixa Intensidade

Alessio, Helaine M. "Exercise-ainduced oxidative stress", *Medicine and Science in Sports and Exercise*, 1993, vol. 25, nº 2, pp. 218-224.

Alessio, Helaine M. *et al.*, "Lipid peroxidation and scavenger enzymes during exercise: adaptive response to training", *Journal of Applied Physiology*, 1988, vol. 64, nº 4, pp. 1333-1336.

Cao, Guohua *et. al.*, "Oxygen-radical absorbance capacity assays for antioxidants", *Free Radical Biology & Medicine*, 1993, vol. 14, pp. 303-311.

Dernbach, A.R. *et al.*, "No evidence of oxidation stress during high-intensity rowing training," *Journal of Applied Physiology*, 1993, vol. 74, nº 5, pp. 2140-2145.

Dillard, C.J. *et al.*, "Effects of exercise, vitamin E, and ozone on pulmonary function and lipid peroxidation", *Journal of Applied Physiology*, 1978, vol. 45, nº 6, pp. 927-932.

"Experts release new recommendation to fight America's epidemic of physical inactivity", *News Release*, American College of Sports Medicine, 29 de julho de 1993.

Gohil, Kishorchandra *et al.*, "Effect of exercise training on tissue vitamin E, and ubiquinone content", *Journal; of Applied Physiology*, 1987, vol. 63, nº 4, pp. 1638-1641.

Gohil, K. *et al.*, "Vitamin E deficiency and vitamin C supplements: exercise and mitochondrial oxidation", *Journal of Applied Physiology*, 1986, vol. 60, nº 6, pp. 1986-1991.

Ji, Li Li, *et al.*, "Blood glutathione status during exercise: effect of carbohydrate supplementation", *Journal of Applied Phsysiology*, 1993, vol. 74, nº 2, pp. 788-792.

Ji, Li Li *et al.*, "Responses of glutathione system and antioxidant enzymes to exhaustive exercise and hydroperoxide", *Journal of Applied Physiology*, 1992, vol. 72, nº 2, pp. 549-554.

Kihlstrom, M.T., "Lipid peroxidation capacities in the myocardium of endurance-trained rats and mice in vitro", *Acta Physiol Scand*, 1992, vol. 146, pp. 177-183.

Lovlin, R. *et al.*, "Are incidents of free radical damage related to exercise intensity?" *European Journal of Applied Physiology*, 1987, vol. 56, pp. 313-316.

Maughan, Ronald J. *et al.*, "Delayed onset muscle damage and lipid peroxidation in man after a downhill run", *Muscle & Nerve*, abril de 1989, vol. 12, pp. 332-336.

McKinsey, David S., "Privileged information," *Bottom Line Personal*, 15 de agosto de 1993, p. 9 e seguintes.

Ohno, Hideki *et al.*, "Effect of brief phsysical exercise on the concentrations of immunoreactive superoxide dismutase isoenzymes in human plasma", *Tohoku Journal of Experimental Medicine*, 1992, vol. 167, pp. 301-303.

Quiroga, Gustavo Barja de, "Brown fat thermogenesis and exercise: two examples of physiological oxidative stress?" *Free Radical Biology & Medicine*, 1992, vol. 13, pp. 325-340.

Sjodin, Bertil *et al.*, "Biochemical mechanisms for oxygen free radical formation during exercise", *Sports Medicine,'* 1990, vol. 10, nº 4, pp. 236-254.

Singh, Vishwa N., "A current perpective on nutrition and exercise", *Journal of Nutrition*, 1992, vol. 122, pp. 760-765.

Capítulo Cinco: Programa de Fortalecimento

"Antioxidants and the elite athlete", ata do painel apresentado durante o 39º encontro anual do American College of Sports Medicine, 27 de maio de 1992.

Goldfarb, Allan H., "Antioxidants: role of supplementation to prevent exercise-induced oxidative stress", *Medicine and Science in Sports and Exercise*, 1993, vol. 25, nº 2, pp. 232-236.

Gordon, Neil F., *Chronic Fatigue: Your complete exercise guide*. Dallas: Human Kinetics Publishers, 1993.

Jenkins, R.R. *et al.*, "Introduction: oxidant stress, aging, and exercise", *Medicine and Science in Sports and Exercise*, 1993, vol. 25, nº 2, pp. 210-212.

Noakes, Tim, *Lore of Running*, 3ª ed. Champaign, Ill: Leisure Press, 1991.

Packer, Lester, "Protective role of vitamin E in biological systems", *American Journal of Clinical Nutrition*, 1991, vol. 53, pp. 1050S-5S.

Singh, Vishwa N., "A current perspective on nutrition and exercise", *Journal of Nutrition*, 1992, vol. 122, pp. 760-765.

Sjodin, Bertil, "Biochemical mechanisms for oxygen free radical formation during exercise", *Sports Medicine*, 1990, vol. 10, nº 4, pp. 236-254.

The Strength Connection. Dallas: Cooper Institute for Aerobics Research, 1990.

"Vitamin as muscle-damage fighter", *The New York Times*, 31 de outubro de 1992. p. C12.

Capítulo Seis: Coquetel Antioxidante — Vantagens, Efeitos Colaterais e Variações

"Alcohol and beta-carotene: a cocktail lethal to the liver", *Environmental Nutrition*, fevereiro de 1993, p. 8.

Armstrong, Francie, "Nutrient primer: vitamin E". *Runner's World*, abril de 1993, p. 19.

Buettner, Garry R. *et al.*, "Ascorbate free radical as a marker of oxidative stress: an EPR study", *Free Radical Biology & Medicine,* 1993, vol. 14, pp. 49-55.

Burros, Marian, "Take your vitamins and eat your veggies", *Health Confidential*, julho de 1993, pp. 3-4.

"Dietary versus cellular zinc: the antioxidant paradox", Letters to the editor, *Free Radical Biology & Medicine*, 1993, vol. 14, pp. 95-97.

"Don't be fooled! Know the difference between natural and synthetic vitamin E", J.R, Carlson Laboratories, Inc., 1991.

"Heavy metal and the heart", *Harvard Health Letter*, dezembro de 1992, vol. 18, nº 2.

Hennekens, Charles H., "Antioxidants: do they decrease the risk of cardiovascular disease?" *Nutrition & the M.D.*, agosto de 1993, vol. 19, nº 8, pp. 1-2.

Levander, Orville A., "Selenium and sulfur in antioxidant protective systems: relationships with vitamin E and malaria", *Proceedings of the Society for Experimental Biology and Medicine*, 1992, vol. 200, p. 255 e seguintes.

Olson, James A. *et al.*, "Antioxidants in health and disease: overview", *Proceedings of the Society for Experimental Biology and Medicine*, 1992, vol. 200, p. 245 e seguintes.

Packer, Lester, "Interactions among antioxidants in health and disease: vitamin E and its redox cycle", *Proceedings of the Society for Experimental Biology and Medicine*, 1992, vol. 200, p. 271 e seguintes.

Packer, Lester, "Protective role of vitamin E in biological systems", *American Journal of Clinical Nutrition*, 1991, vol. 53, pp. 1050S-5S.

Palozza, Paola *et al.*, "Communication: beta-carotene and alpha-tocopherol are synergistic antioxidants", *Archives of Biochemistry and Biophysics*, 15 de agosto de 1992, vol. 297, nº 11, pp. 84-187.

Rice-Evans, Catherine A. *et al.*, "Current status of antioxidant therapy", *Free Radical Biology & Medicine*, 1993, vol. 15, pp. 77-96.

Smith, Trevor, "Eat for life", *Running & FitNews*, novembro de 1991, vol. 9, nº 11, p.4.

Sukalski, Katherine A. *et al.*, "Decreased susceptibility of liver mitochondria from diabetic rats to oxidative damage and associated increase in alpha-tocopherol", *Free Radical Biology & Medicine*, 1993, vol. 14, pp. 57-65.

"Supplement-taker's guide to the universe", *Nutrition Action Health Letter*, janeiro/fevereiro de 1993, vol. 10, nº 1 (toda a edição).

"Vitamins C & E wage war against atherosclerosis", *Nutrition & Health News*, Centro de Nutrição Humana, Centro Médico Sudoeste da Universidade do Texas em Dallas, outono de 1990, vol. VII, nº 3, p. 1 e seguintes.

Capítulo Sete: Como Cozinhar e Comer do Jeito Antioxidante

"Antioxidants in a cup of tea?" *University of California at Berkeley Wellness Letter*, janeiro de 1992, p. 1.

Applegate, Liz, "Supplement Speak", *Runner's World*, março de 1993, pp. 22-24.

Blumberg, Jeffrey G., "Dietary antioxidants and aging", *Contemporary Nutrition*, 1992, vol. 17, nº 3, p. 1.

"Can taking supplements help you ward off disease?" *Tufts University Diet and Nutrition Letter*, abril de 1991, vol. 9, nº 2, p. 3.

"Cancer protection in our food: antioxidants fight cancer-causing cell damage", *American Institute for Cancer Research Newsletter,* primavera de 1993, número 39, p. 4.

Carlson, Beth L. *et al.*, "Loss of vitamin C in vegetables during the foodservice cycle", *Journal of American Dietetic Association*, janeiro de 1988, vol. 88, p. 65-67.

Dietz, Jane M. *et al.*, "Effects of thermal processing upon vitamins and proteins in foods", *Nutrition Today*, julho/agosto de 1989, p. 6-14.

Erdman, John W., Jr. *et al.*, "Factors affecting the bioavailability of vitamin A, carotenoids, and vitamin E", *Food Technology,* outubro de 1988, p. 214 e seguintes.

Foods & Nutrition Encyclopedia, 1ª ed. Clovis, Califórnia: Pegus Press, 1983, vol. 2, pp. 2.232-2.269.

"Free radicals and antioxidants: finding the key to heart disease, cancer, and the aging process", *Wellness Letter*, outubro de 1991, vol. 18, número 1, pp. 4-5.

"Green tea: drink to your health?" *American Institute for Cancer Research Newsletter*, primavera de 1993, número 39, p. 5.

Harris, William S., "The prevention of atherosclerosis with antioxidants", *Clinical Cardiology*, 1992, vol. 15, pp. 636-640.

Hegenauer, Jack, "U.S. RDA vs. RDI: the alphabet soup of nutrition labeling", *Nutrition & the M.D.*, maio de 1993, p. 5.

Jialal, Iswarlal e Grundy, Scott M., "Preservation of the endogenous antioxidants in low density lipoprotein by ascorbate but not probucol during oxidative modification", *Journal of Clinical Investigation*, 1991, vol. 87, pp. 597-601.

Karmas, E. e Harris, R., eds., *Nutritional Evaluation of Food Processing*, 3ª ed. Nova York: Van Nostrand Reinhold, 1988.

Knekt, Paul *et al.*, "Serum vitamin E and risk of cancer among Finnish men during a 10-year follow-up", *American Journal of Epidemiology*, 1988, vol. 127, pp. 28-41.

Kritchevsky, David, "Antioxidant vitamins in the prevention of cardiovascular disease", *Nutrition Today*, janeiro/fevereiro de 1992, p. 30 e seguintes.

"The latest elixir of life: vitamin C", *Tufts University Diet & Nutrition Letter*, julho de 1992, vol. 10, nº 5, p. 1 e seguintes.

"The latest on links to heart disease", *The Diet-Heart Newsletter,* vol. 6, nº 2, p. e seguintes.

Lehman, J. *et al.*, "Vitamin E in foods form high and low linoleic acid diets", *Journal of the American Dietetic Association*, setembro de 1986, vol. 86, pp. 1.208-1.216.

Liebman, Bonnie, "Antioxidants and cancer", *Nutrition Action Health Letter*, julho/agosto de 1992, p. 1 e seguintes.

Machlin, Lawrence J., "Nutrients as in vivo antioxidants: their role in maintenance of health", *Nutrition & the M.D.*, janeiro de 1991, vol. 17, nº 1, p. 1 e sguintes.

Prasad, Kedar N. *et al.*, "Vitamin E and cancer prevention: recent advances and future potentials", *Journal of the American College of Nutrition*, 1992, vol. 11, nº 5, pp. 487-500.

"Provisional table on percent retention of nutrients in food preparation", Serviço de Informação Nutricional Humana do Departamento de Agricultura dos Estados Unidos.

"Pumping immunity", *Nutrition Action Healthletter*, abril de 1993, pp. 5-7.

"Role of antioxidants in heart disease", *Nutrition & the M.D.*, 1992, vol. 18, nº 5, p. 1 e seguintes.

"Smoking doubles risk of stroke, study finds", *The New York Times*, 9 de novembro de 1993, p. C5.

Traber, Maret G. *et al.*, "Vitamin E is delivered to cell via the high affinity receptor for low-density lipoprotein", *American Journal of Clinical Nutrition*, 1984, vol. 40, pp. 747-751.

"Trendy supplements — diet therapy/obesity update", *Nutrition & the M.D.*, março de 1993, vol. 19, nº 3, p. 8.

"Trio of vitamins are recruited in the fight against heart disease", *Environmental Nutrition*, setembro de 1992, vol. 15, nº 9, p. 1 e seguintes.

"Vitamins C & E wage war against atherosclerosis", *Nutrition & Health News*, Centro de Nutrição Humana, Centro Médico Sudoeste da Universidade do Texas em Dallas, outono de 1990, vol. VII, nº 13, p. 1 e seguintes.

Waslien, Carol I. *et al.*, "Micronutrients and antioxidants in processed foods — analysis of data from 1987 food additives survey", *Nutrition Today*, julho/agosto de 1990, p. 36 e seguintes.

Watt, Bernice K., and Merrill, Annabel L., *Composition of Foods, Agriculture Handbook Nº 8*, Serviço de Pesquisa Agrícola, Departamento de Agricultura dos Estados Unidos, 1963, 1975.

Capítulo Oito: Uma Vida sem Radicais Livres

Blumberg, Jeffrey B., "Dietary antioxidants and aging", *Contemporary Nutrition*, 1992, vol. 17, nº 3, p. 1.

Jenkins, R.R. *et al.*, "Introduction: oxidant stress, aging, and exercise", *Medicine and Science in Sports and Exercice*, 1993, vol. 25, nº 2., pp. 210-212.

Ji, Li Li, "Antioxidant enzyme response to exercise and aging", *Medicine and Science in Sports and Exercise*, 1993, vol. 25, nº 2, pp. 225-231.

Matsuo, Mitsuyoshi *et al.*, "Age-related alterations in antioxidant capacity and lipid peroxidation in brain, liver, and lung homogenates of normal and vitamin E-deficient rats", *Mechanisms of Agin and Development*, 1992, vol. 64, pp. 273-292.

Orr, William C. *et al.*, "The effects of catalase gene overexpresion on life span and resistance to oxidative stress in transgenic Drosophilia melanogaster", *Archives: of Biochemistry and Biophysics*, 15 de agosto de 1992, vol. 297, nº 1, pp. 35-41.

Paolisso, Guiseppe *et al.*, "Evidence for a relationship between free radicals and insulin action in the elderly", *Metabolism*, maio de 1993, vol. 42, nº 5, pp. 659-663.

Sohal, R.S., "The free radical hypothesis of aging: an appraisal of the current status", *Aging Clinical Exp. Res.*, 1993, vol. 5, nº 1, pp. 3-17.

Índice

Impresso no Brasil pelo
Sistema Cameron da Divisão Gráfica da
DISTRIBUIDORA RECORD DE SERVIÇOS DE IMPRENSA S.A.
Rua Argentina 171 — 20921-380 Rio de Janeiro, RJ — Tel.: 585-2000